AF591339

MÉMOIRE
PRATIQUE
SUR LE FORCEPS.

SE TROUVE A PARIS,

CHEZ

Croulbois, libraire, rue des Mathurins S. Jacques, n.° 17;
Foucault, libraire, rue des Noyers, n.° 37.

MÉMOIRE

PRATIQUE

SUR LE FORCEPS,

PAR

M.r R. P. FLAMANT,

PROFESSEUR DE CLINIQUE EXTERNE ET D'ACCOUCHEMENS A LA FACULTÉ DE MÉDECINE DE L'ACADÉMIE DE STRASBOURG, MEMBRE DE PLUSIEURS SOCIÉTÉS SAVANTES.

STRASBOURG,

Chez Levrault, imprim. du Roi et de la Faculté de médecine.

1816.

MÉMOIRE
PRATIQUE
SUR LE FORCEPS.

TANT d'auteurs ont écrit sur le forceps, qu'on eût pu croire la matière épuisée; cependant la Société de médecine, chirurgie et pharmacie, de Toulouse, dans sa séance du 4 Vendémiaire an 14 (26 Septembre 1805), proposa pour sujet d'un prix de 300 francs, la question suivante : Déterminer, d'après l'observation, si l'usage du forceps, dans la pratique des accouchemens, est, en général, utile ou nuisible.

D'après la publication de son programme, plusieurs étudians de l'école de médecine de Strasbourg manifestèrent l'intention de concourir, et de publier la doctrine de notre école sur le forceps. Les matériaux ne manquaient pas, puisque toutes les observations d'accouchemens terminés avec cet instrument se trouvaient dans le Journal de la clinique, rédigées par leurs condisciples.

Afin d'encourager ces jeunes gens dans une entreprise aussi louable, je leur traçai un cadre qu'il ne s'agissait plus que de remplir. Deux mémoires assez longs me furent présentés; mais ils me parurent écrits d'une manière trop peu satisfaisante pour en permettre l'envoi.

La Société récompensa les auteurs qui avaient paru le plus dignement dans la lice, en décernant un prix d'encouragement et une mention honorable. Cependant, malgré les deux mémoires distingués, on peut encore espérer de répandre quelque clarté sur l'usage de cet instrument.

Plus occupé de l'enseignement que de la rédaction des faits que j'avais rassemblés sur les accouchemens, je différais de leur donner de la publicité, lorsque j'appris, au printemps de 1810, la mort du professeur Baudelocque. Je me rendis à Paris, afin de demander la place vacante et de l'obtenir par mutation : cette voie était autorisée par le réglement de l'Université, et le Grand-Maître y était d'autant plus disposé que cela avait déjà eu lieu dans d'autres facultés. Mais il en fut décidé autrement, et la place fut mise au concours pour l'année suivante.

Un de mes collègues de Paris m'ayant écrit qu'il croyait que les concurrens auraient la liberté de choisir le sujet de leur dissertation, je m'empressai de rédiger ce mémoire, et je l'emportai à Paris. Le sort décida du sujet que chacun aurait à traiter, et l'on sait bien que celui du forceps ne me tomba pas en partage.

Des amis prévoyans me conseillèrent de présenter mon mémoire à l'Institut avant la fin du concours. J'en lus quelques articles dans la séance du 19 Août 1811, et je le déposai sur le bureau avec mon forceps. On nomma, suivant l'usage, une Commission pour en faire le rapport : elle fut composée de Messieurs Pelletan et Percy. Ce dernier, comme le plus jeune, devait être rapporteur ; mais M. Pelletan se précipita sur le mémoire et l'instrument, et s'en empara.

On connaît l'issue de ce concours, dont l'histoire se trouve dans un long mémoire que je composai alors, et que je faillis publier *ab irato.* Mais la réflexion et les conseils de mes amis me firent supprimer un ouvrage dont les vérités, trop dures, ne m'auraient procuré qu'un faible dédommagement, sans être d'aucune utilité pour l'art. D'ailleurs je respecte trop mes lecteurs pour les entretenir des lâchetés et des perfidies de deux mèmbres du Jury : de tels actes doivent être condamnés à l'oubli et au mépris, ainsi que ceux qui les ont commis.

Cependant, avant de quitter la capitale, je désirais savoir si mon mémoire sur le forceps éprouverait le même sort que celui sur la circulation du fœtus[1]. Je fis plusieurs courses chez M. Pelletan, qui me dit que mes deux mémoires ne méritaient pas l'honneur d'un rapport. Je les retirai, et je les remis dans mon porte-feuille; mais, de nouvelles observations ayant confirmé la vérité et la bonté de ma doctrine sur le forceps, je me proposais d'appeler de ce jugement aux accoucheurs, et l'occasion m'en a été fournie par la société de médecine de Marseille, qui, dans sa séance publique du 12 Septembre 1813, a remis au concours la question du forceps. Deux ans ont été accordés aux concurrens, et aucun des mémoires n'ayant mérité le prix, la société s'est contentée de décerner, dans sa séance du 1.er Octobre

---

1 A mon premier voyage de Paris, pour demander la place vacante par la mort du professeur Baudelocque, j'avais lu à l'Institut, le 9 Juillet 1810, un Mémoire sur la circulation du fœtus. Il avait été approuvé par quelques membres de ce corps illustre, et surtout par M. Sabattier. On nomma pour commissaires rapporteurs MM. Portal, Sabattier et Pinel. Comment M. Pelletan, qui n'était point de la commission, s'est-il trouvé chargé du rapport, qu'il n'a pas voulu faire ?

1815, une mention honorable et une médaille d'or d'encouragement.

Deux sociétés savantes n'ayant point été satisfaites sur le même sujet, laissaient à penser qu'il y avait encore beaucoup à désirer sur cet instrument. Trente et quelques années de pratique et de méditation sur les accouchemens, les nombreux succès que j'ai obtenus avec le forceps, sans qu'on puisse me reprocher un seul accident, et l'habileté de plusieurs jeunes docteurs que j'ai familiarisés avec l'application de cet instrument, m'ont convaincu que la doctrine que je professe est bonne et vraie. Je cède, d'ailleurs, aux instances qui m'ont été faites par plusieurs étudians, et c'est eux que je prie de juger si mon écrit est conforme à ma pratique. Je soumets au jugement des accoucheurs des principes mûris par le temps et l'expérience.

Les progrès de l'art et l'intérêt de l'humanité prescrivent aux praticiens l'obligation de fixer les opinions sur ce point, et de tracer aux jeunes accoucheurs des règles de conduite dans l'emploi qu'ils doivent faire de cet instrument. S'il faut les garantir de l'enthousiasme avec lequel il est préconisé par des gens qui, ayant heureusement appliqué le forceps dans quelques cas faciles, en font un usage abusif, il n'est pas moins nécessaire d'écarter la prévention de personnes aigries par les malheurs qui ont accompagné l'usage qu'elles en ont fait; car il est évident qu'elles ne le proscrivent que par dépit, et sans un examen réfléchi.

Ayant eu l'occasion d'appliquer le forceps dans la plupart des cas possibles, et dans presque toutes les positions de la tête du fœtus, soit qu'elle se présentât la première, soit qu'il fallût l'extraire après la sortie du tronc, je crois pouvoir prononcer aujourd'hui que le forceps est toujours avantageux, lorsqu'il est indiqué ; et que l'arsenal de la chirurgie ne possède aucun instrument qui puisse entrer en concurrence avec celui-ci. Par conséquent, dès qu'un accoucheur instruit a jugé qu'un accouchement ne peut se terminer sans le secours du forceps, si la mère ou le fœtus ou les deux périssent, on n'en doit accuser que l'action trop prolongée des causes, les accidens antécédens, ceux qui se développent pendant l'opération, ou ceux qui se manifestent après, et le tout indépendamment de l'action de l'instrument.

Me proposant dans ce mémoire de prouver les avantages et l'innocuité du forceps, j'ai cru indispensable de faire connaître la cavité pelvienne que doit traverser le fœtus, les dimensions de l'un et de l'autre, non-seulement dans l'état de bonne conformation, mais même avec un défaut de proportion qui peut être vaincu par l'instrument. Je fais voir ensuite la différence qui existe entre la parturition et l'accouchement.

Après ce court exposé préliminaire, j'en viens au forceps; et, quoique j'aie profité de ce qui a été écrit et fait par mes prédécesseurs et par mes contemporains, j'ai cru devoir suivre une marche différente de la leur. Je suppose que le forceps n'est point connu, et je compose un instrument propre à extraire le fœtus vivant du sein de la mère, non-seulement sans blesser ni l'un ni l'autre, mais même sans porter la moindre atteinte à leur organisation pour l'avenir. Je traite de sa construction, de sa forme et de ses dimensions, déduites de la hauteur où il faut le porter dans le bassin, du volume et de la figure de la partie à extraire, de la réduction dont elle est susceptible, et j'indique les précautions à prendre pendant son emploi. Je décris ensuite les différens procédés à mettre en usage, soit qu'il faille seulement extraire la tête, ou faire auparavant quelque opération. Je termine, enfin, par plusieurs observations, qui constateront la solidité des préceptes que j'aurai avancés.

A la fin de l'article *Forceps*, inséré dans le Dictionnaire des sciences médicales, je renvoie à ce premier mémoire pour les règles d'application dans les différens cas particuliers. Cela en suppose un second, qu'on pourra joindre à celui-ci, et dans lequel je donnerai non l'histoire chronologique du forceps, parce que cela entraînerait des répétitions fastidieuses, et pourrait faire soupçonner que je n'ai fait qu'un extrait de l'ouvrage de Mulder; mais je ferai connaître les raisons qui ont retardé ou hâté le perfectionnement de cet instrument, afin de rendre à chaque auteur la portion d'éloge qu'il mérite. Je signalerai les inconvéniens de chaque forceps dans les cuillers, dans les manches et dans le mode de jonction. J'espère aussi trouver l'occasion de faire observer que cet instrument, qui a gagné dans les mains de Baudelocque, élève de Solayrès, a beaucoup perdu dans celles de Dubois, élève de Baudelocque. La critique de celui d'Assalini fera peut-être découvrir les raisons pour lesquelles M. Pelletan n'a pas voulu faire le rapport sur le mien, après avoir compromis l'Institut par les éloges pompeux qu'il a prodigués à un forceps aussi vicieux que celui du docteur italien.

Du Bassin.

Le bassin est cette cavité osseuse qui termine le tronc, et à laquelle sont attachés les membres inférieurs.

Je ne parlerai que de la cavité pelvienne proprement dite, ou du petit bassin, parce que c'est le seul qui ait un rapport direct avec mon sujet; mais, en écartant toute description qui pourrait appartenir à un traité général d'accouchemens, je ne puis cependant me dispenser de rappeler les dimensions de cette cavité et celles de la tête du fœtus, puisque c'est de l'estimation plus ou moins exacte des rapports de ces parties que dépendent les avantages du forceps.

Les différences dans l'étendue et la forme des os du bassin de l'homme et de la femme, en apportent beaucoup dans celle de la cavité pelvienne, que je considère dans la femme seulement, où elle est plus grande que dans l'homme.

Elle forme une espèce de canal, dont l'entrée et la sortie ont un peu moins de largeur que le milieu; ce qui fait qu'on y a distingué deux détroits et une excavation. Celui qui ne l'aurait pas vue, n'aurait qu'une idée très-fausse du bassin, d'après la comparaison que des auteurs en ont faite avec des corps connus.

Le détroit abdominal ou supérieur en forme l'entrée : sa figure, subordonnée à l'étendue des diamètres, est trop variable pour qu'on adopte celle désignée par Albinus, Monro, Burton, Levret, Baudelocque, etc.

En le comparant à un carré irrégulier dont les angles seraient arrondis, on y trouve quatre bords et quatre diamètres. Les deux bords latéraux, formés par les muscles psoas, sont droits et un peu plus rapprochés en arrière qu'en avant. Le bord antérieur se continue par ses extrémités avec les bords latéraux, et ressemble à un arc de cercle, dans le centre duquel se trouve la symphyse des pubis. Le bord postérieur se perd, en s'arrondissant, avec la partie postérieure des bords latéraux; il est interrompu dans son centre par la saillie arrondie de la protubérance sacro-vertébrale, sur les côtés de laquelle se rencontrent deux enfoncemens, dont chacun présente une symphyse ilio-sacrée. Des quatre diamètres le sacro-pubien ou antéro-postérieur a quatre pouces; l'iliaque ou transverse a quatre pouces et demi, et les deux ilio-sacro-cotiloïdiens ou obliques ont chacun quatre pouces et demi au moins.

En décrivant le bassin sur la femme vivante et bien conformée, je n'oublierai pas de faire observer que la présence des muscles psoas et iliaques diminue d'un demi-pouce le diamètre iliaque osseux, qui avait cinq pouces. L'étendue du diamètre sacro-pubien est diminuée de l'épaisseur des deux parois de la vessie et de l'utérus, plus des parties molles qui tapissent l'intérieur de la symphyse pubienne et la partie antérieure de l'angle sacro-vertébral. Quant aux diamètres ilio-sacro-cotiloïdiens, leur extrémité postérieure est un peu couverte par les vaisseaux iliaques internes et les nerfs qui les accompagnent: le commencement du rectum se trouve devant la symphyse ilio-sacrée gauche.

Quoique les auteurs ne soient point encore d'accord sur le nombre des diamètres du détroit abdominal, et que quelques-uns même refusent d'admettre les diamètres ilio-sacro-cotiloïdiens, les regardant comme inutiles dans la théorie et dans la pratique, je persiste cependant à les conserver, 1.° parce que, dans la femme vivante, cette diagonale est la ligne la plus longue du détroit abdominal; 2.°, parce que ce diamètre est le plus avantageux pour la sortie de la tête du fœtus; et 3.°

parce que, ce diamètre étant véritablement celui dans la direction duquel se présente le plus souvent le diamètre occipito-frontal de la tête, c'est aussi à ce diamètre qu'il faut tâcher de la ramener, lorsqu'elle s'en écarte.

L'excavation offre autant de diamètres que le détroit abdominal. Le diamètre sacro-pubien a un demi-pouce de plus qu'au détroit supérieur. Cette augmentation dépend de la courbure du sacrum, et perd un peu par la présence du rectum. Le diamètre sciatique ou transverse est le plus étroit; il est diminué en arrière par les muscles pyramidaux, et en devant par les muscles obturateurs internes. Les deux autres diamètres tiennent le milieu entre les deux premiers.

Le détroit périnéal ou inférieur, dans la femme vivante, doit être supposé la vulve dilatée par la tête, lorsqu'elle se présente au couronnement. Mais avant que la tête franchisse le détroit de la vulve, elle touche des parties dures, qui sont les points d'où les accoucheurs sont partis pour fixer les diamètres du détroit inférieur dans le bassin sec. L'antéro-postérieur ou cocci-pubien a quatre pouces, lorsque le coccix cède à la rétropulsion que lui fait éprouver la tête : il est même susceptible de s'étendre davantage. Mais le diamètre sciatique ou transverse n'a pas tout-à-fait quatre pouces, et ne varie point.

Lorsque la tête est descendue obliquement dans l'excavation, elle conserve cette position, si elle n'obéit pas aux puissances qui doivent lui imprimer le mouvement de rotation. S'il faut l'extraire avec le forceps, on présume bien qu'il serait très-dangereux pour le fœtus d'appliquer l'instrument dans la direction du diamètre transverse. Dans l'accouchement par les fesses, le tronc du fœtus offre, le plus souvent, son diamètre transverse à un diamètre oblique du bassin. La nature le dispose ainsi, pour que le diamètre occipito-frontal corresponde à un diamètre ilio-sacro-cotiloïdien. Quel est d'ailleurs le praticien qui ne s'est pas convaincu que les épaules qui sont descendues diagonalement dans l'excavation, conservent cette position au détroit périnéal, et que l'épaule postérieure, qui se dégage la première, passe sur le côté de la pointe du coccix ? C'est donc d'après des motifs bien fondés que je décris des diamètres obliques au détroit périnéal.

Puisque le plus grand diamètre du détroit abdominal est l'ilio-sacro-cotiloïdien, le plus grand de l'excavation le sacro-pubien, et le plus grand du détroit périnéal le cocci-pubien, on doit présumer que c'est dans la direction de ces diamètres que la nature doit faire passer un des grands diamètres de la tête, qui est l'occipito-frontal : c'est ce que confirme l'observation ; et lorsqu'on sera obligé d'extraire la tête avec le forceps, personne ne doute que c'est la marche qu'il faudra lui faire suivre.

La cavité pelvienne a de quatre pouces et demi à cinq pouces de hauteur en arrière, trois pouces et demi sur les côtés, et un pouce et demi en devant, pour la longueur de la symphyse des pubis, qui laisse au-dessous d'elle une arcade haute de deux pouces, qui complètent les trois pouces et demi que la cavité pelvienne présente sur les côtés.

L'entrée du bassin est dirigée obliquement en haut et en devant. L'angle de son inclinaison est très-difficile à déterminer, parce qu'il varie dans chaque femme et d'après la position qu'elle prend.

Il n'en est pas de même de ses axes, qui sont constans et indépendans de toutes les positions dans lesquelles on place la femme pour accoucher. Dans ce moment l'entrée de la cavité pelvienne est dirigée en devant et en haut, et le centre de la vulve dilatée en devant et en bas. Le bassin, plus haut en arrière qu'en devant, décrit dans sa longueur une courbe qu'un seul axe ne pourrait traverser. Les accoucheurs sont donc convenus d'en décrire deux. Celui du détroit abdominal, du centre de ce détroit, se perd vers la partie inférieure du sacrum, et celui du détroit périnéal, du centre de la vulve dilatée, se rend au-dessous de l'angle sacro-vertébral. Le point d'intersection de ces deux axes se fait au centre de l'excavation : l'accoucheur ne doit pas le perdre de vue, parce que c'est là que la tête, descendue dans l'excavation, en suivant l'axe du détroit abdominal, éprouve le mouvement de rotation qui fait passer la face ou l'occiput dans la courbure du sacrum. Ensuite le plus grand diamètre de la tête du fœtus prend la direction de l'axe du détroit périnéal.

Cette étendue des diamètres du bassin n'est pas invariablement exigible pour qu'il soit regardé comme bien conformé. Avec des dimensions plus petites, il ne nécessite pas toujours l'accouchement; car, en supposant un demi-pouce de moins à chacun de ces diamètres, la parturition pourra se terminer sans de grandes difficultés. Aussi Lauverjat a-t-il divisé les bassins bien conformés en grands, qui ont quatre pouces et un peu plus de diamètre antéro-postérieur; en moyens, qui ont de trois pouces et trois quarts à quatre pouces, et en petits, qui n'ont pas moins de trois pouces et demi.

Si l'on veut acquérir une connaissance parfaite de la cavité pelvienne, il faut, suivant l'avis de Burton, introduire souvent la main dans le bassin sec et frais, et dans le vagin, sur les cadavres de femme, pour en connaître la capacité, les différentes formes et la nature des parties qui la tapissent.

Du Fœtus.

Tout le temps que l'enfant est renfermé dans le sein de sa mère, et qu'il n'a pas respiré, on le nomme fœtus. C'est de la connaissance de ses rapports avec le bassin, que dépend toute la science du médecin-accoucheur. Il est donc essentiel de faire connaître le fœtus à terme, afin de donner de la parturition un exposé succinct qui puisse guider dans le choix et l'application des moyens que l'art fournit pour délivrer la mère, lorsque les puissances expultrices ne suffisent pas.

La tête du fœtus étant la seule partie que l'on doive saisir avec le forceps, je passerai sous silence la description du tronc, dont les membres supérieurs et inférieurs ne doivent être regardés que comme des appendices. J'observerai que les premiers compliquent presque toujours le travail, tandis que les derniers sont souvent employés avantageusement comme des leviers qui facilitent l'extraction du fœtus par les fesses ou par l'extrémité inférieure du tronc, lorsqu'il a été impossible de faire sortir la tête la première. Mais on ne doit jamais tirer les pieds sans avoir préalablement reconnu la position du tronc, et, autant que possible, 1.° le volume de la tête; 2.° sans s'être assuré que les deux pieds appartiennent au même fœtus ; 3.° qu'il ne s'est engagé entre ces membres aucune partie qui puisse en rendre la sortie trop difficile ou impossible.

Quoique le diamètre des épaules soit plus grand que la plupart de ceux de la tête, cette dernière partie n'en a pas moins été regardée, avec raison, comme la plus volumineuse du fœtus.

On remarque à la tête cinq régions : le sommet, la face, les régions latérales, et la base du crâne. Chacune de ces régions a des parties assez distinctes, qui échappent rarement à un doigt exercé ; mais la cinquième ou la base du crâne ne s'offre que lorsque le tronc a été séparé de la tête restée dans l'utérus. Deux extrémités terminent son ovoïde : la plus grosse se nomme occipitale, et l'autre est le menton. De ses diamètres, le plus long est le sus-occipito-mentonnier ou oblique, qui a cinq pouces et un quart ; le second est l'occipito-frontal, qui a quatre pouces et un quart ; le troisième, pariétal ou transverse supérieur, et le quatrième, vertical, ont chacun de trois pouces et un quart à trois pouces et demi. Il en est un cinquième, auriculaire ou transverse inférieur, qui a un demi-pouce de moins que le diamètre pariétal ou transverse supérieur.

Il est bien étonnant que les accoucheurs aient tant insisté sur la description de deux circonférences qui se présentent si rarement, tandis qu'ils en ont oublié deux autres, qu'on trouve très-souvent à l'entrée du détroit abdominal. Pour que leur grande circonférence s'engageât, il faudrait qu'une région latérale fût poussée parallèlement à l'entrée du détroit abdominal. La seconde ou la transverse ne peut entrer dans la cavité pelvienne que lorsque la face descend la première, ou que l'occiput s'engage, après que la tête a été séparée du tronc et est restée dans l'utérus. La circonférence qu'on trouve le plus communément, est perpendiculaire au diamètre sus-occipito-mentonnier et à l'axe du détroit abdominal : elle est représentée par des cercles excentriques, dont le premier commence autour de la fontanelle bipariéto-occipitale ou postérieure et supérieure, et dont les suivans vont en s'agrandissant jusqu'à l'épaisseur des bosses pariétales. La deuxième circonférence, ou la circonférence horizontale, est marquée par la ligne que l'on trace pour scier la voûte du crâne; elle se présente au détroit abdominal, lorsque l'occiput est arrêté et que le front tend à descendre le premier.

Excepté la suture frontale qui se trouve entre les deux portions de cet os, toutes les autres de la voûte du crâne circonscrivent les os pariétaux, entre lesquels se trouve la suture pariétale : entre les pariétaux et l'os frontal on voit la suture bipariéto-frontale : les pariétaux et l'occipital bornent la suture bipariéto-occipitale : enfin, la suture pariéto-temporale est entre le pariétal et le temporal.

A chacun des angles du pariétal se trouve une fontanelle. Il y en a deux supérieures, dont l'antérieure ou bipariéto-frontale est la plus grande; quant à la postérieure ou bipariéto-occipitale, celle-ci est plutôt la réunion de trois branches de sutures qu'une fontanelle, excepté quand l'angle supérieur de l'occipital n'est point encore ossifié. Des deux latérales, l'une est antérieure ou pariéto-sphénoïdale, et l'autre postérieure ou pariéto-mastoïdienne.

Ces sutures et ces fontanelles sont occupées par des espaces membraneux qui permettent aux os de se rapprocher plus ou moins, en raison des progrès de l'ossification et de la compression que l'utérus exerce sur la tête du fœtus, pour la mouler à la filière du bassin.

De la Parturition.

Des cinq fonctions propres à la femme, la parturition est la plus courte après la conception. Sa durée est circonscrite ordinairement dans un espace de temps de six à douze heures. Les douleurs qui l'accompagnent, sont une suite nécessaire des efforts que la femme est obligée de faire pour l'expulsion du fœtus, dont la sortie trop prompte exposerait la mère à beaucoup d'accidens. Le fœtus même a besoin de rester soumis pendant quelques heures à la compression utérine nécessaire pour le préparer, par la suspension momentanée de ses fonctions, aux changemens qu'elles vont éprouver, et aux nouvelles fonctions qui vont se manifester avec la naissance. Loin de reprocher à la nature les douleurs et les difficultés de la parturition, lorsqu'elles sont restreintes dans de justes bornes, on doit admirer au contraire la sagesse avec laquelle elle a non-seulement coordonné tous les phénomènes, mais encore établi des rapports aussi exacts entre le passage et les forces expultrices, d'une part, et, de l'autre, entre le volume du fœtus, sa souplesse et sa compressibilité.

Si la parturition outre-passe, pour sa terminaison, le temps désigné, on dit seulement qu'elle est longue; mais elle est difficile, quand des obstacles viennent entraver sa marche, augmenter les douleurs, et faire naître des craintes pour la vie de la mère ou du fœtus. Le triomphe de l'art est de saisir l'instant où il faut seconder la nature, ou même se mettre à sa place, de crainte que l'un ou les deux individus ne succombent à un travail trop long ou trop pénible. D'après cela, combien n'est-il pas inconséquent, dangereux même quelquefois, de fatiguer une femme par des attouchemens réitérés, des dilatations prématurées, des postures ou des secousses inconsidérées, pour hâter une opération qui ne doit s'achever que dans un temps donné?

Lorsque cette fonction entre en exercice, elle éveille et développe toutes les forces nécessaires et suffisantes à l'expulsion du fruit que l'utérus a conservé pendant tout le temps de la gestation.

La nature n'eût pas été assez injuste pour refuser à la mère les moyens propres à se débarrasser d'un fardeau qui, dans l'ordre naturel, ne peut plus séjourner dans son sein sans être exposé à périr ou à compromettre les jours de celle qui le porte. Mais, s'il est des causes efficientes ou intrinsèques à la mère, il en est aussi d'autres qui, sans lui être absolument étrangères, ne tiennent cependant pas à sa propre organisation, et appartiennent au fœtus exclusivement. Celles-ci ont une action lente, qui commence, peut-être, à l'instant où le fœtus est viable, et qui est contre-balancée par la résistance que le système utérin doit opposer à la sortie du fœtus, jusqu'à ce qu'il ait acquis sa parfaite maturité. C'est alors que la nature, qui a imposé au fœtus la loi de quitter sa première demeure au bout de neuf mois, le dispose à passer à une autre vie, pour laquelle il a toute l'aptitude d'après son accroissement, les progrès de son organisation, l'altération de ses humeurs et de celle dans laquelle il est contenu, l'état de ses enveloppes, et la fatigue de l'utérus, dont la tâche est remplie.

Toutes ces causes réunies, agissant simultanément, composent ce qu'on appelle le travail; mot bien propre à donner l'idée des douleurs et quelquefois des tourmens qu'endure la femme pour devenir mère. Heureusement l'espoir d'une prompte délivrance soutient son courage, et la fait redoubler d'efforts. Le bien-être physique et moral qu'elle ressent après la sortie de son enfant, dont les premiers cris lui font éprouver de si délicieuses jouissances, la dédommage des incommodités de la gestation, des fatigues et des douleurs de la parturition.

Tous les phénomènes qui se passent pendant le travail, soit qu'ils affectent l'organisme en général, ou le système utérin en particulier, ont été divisés par les accoucheurs en quatre temps; mais cette division est établie sur des bases si variables et si incertaines, par rapport à l'ordre et à l'époque de ces changemens, qu'il est souvent très-difficile à des accoucheurs de s'entendre sur le temps dont on veut parler. Souvent le travail est si régulier, la gradation des contractions si rapide, les phénomènes tellement liés, que la parturition paraît se terminer, comme l'a dit Puzos, dans un seul temps; mais, malgré la marche rapide de cette fonction, le fœtus conserve toujours avec les différentes régions de la cavité pelvienne des rapports constans, quoique de courte durée. C'est de ces rapports que j'ai tiré une nouvelle division des temps de la parturition, sans m'occuper dans ce moment de ce qui se passe chez la mère.

Dans le premier temps la tête est au-dessus du détroit abdominal : les contractions utérines fléchissent le tronc du fœtus sur sa tête, et bientôt l'occiput, arrêté sur le rebord supérieur du petit bassin, s'avance dans l'excavation jusqu'à ce que les bosses pariétales soient serrées dans ce détroit. Le second temps va commencer au moment où ces protubérances auront franchi le détroit abdominal; et si la tête s'est avancée diagonalement, en suivant l'axe de ce détroit, elle descendra, dans cette direction, jusque sur la partie inférieure du sacrum. Alors le muscle pyramidal d'un côté et l'obturateur interne du côté opposé, pressés par la présence de la tête, se contracteront, en lui imprimant un mouvement de rotation, qui fera passer la face ou l'occiput dans l'excavation du sacrum. Mais, si le diamètre occipito-frontal est descendu transversalement dans l'excavation, la tête n'offrant pas un plan incliné aux deux muscles ci-dessus, qui par cette raison ne peuvent la faire tourner, la femme éprouve des douleurs très-fortes, qui déterminent une agitation et un tortillement du bassin, jusqu'à ce que la tête ait pris une position oblique. Cette cause du mouvement de rotation, méconnue jusqu'à présent, lorsqu'elle ne peut être mise en jeu, explique les avantages que quelques praticiens ont retirés des secousses imprimées au bassin, à l'imitation d'Hippocrate, pour changer cette position vicieuse de la tête. Le troisième temps est marqué par le passage du grand diamètre de la tête de la direction de l'axe du détroit abdominal à celle de l'axe du détroit périnéal, et il n'est terminé que lorsque la totalité du fœtus est sortie. Le quatrième temps comprend l'expulsion du placenta et des membranes.

Cette division est également applicable à la parturition par les fesses. Dans le premier temps le tronc s'avance et sort jusqu'à ce que la tête s'engage dans le détroit abdominal : celle-ci est dans l'excavation au second temps, et pendant le troisième elle franchit le détroit périnéal et celui des parties génitales externes. Le quatrième temps comprend aussi l'expulsion du placenta.

On a vu quelquefois le placenta sortir le premier, et la femme se délivrer sans secours étranger. Alors le quatrième temps devient le premier, et les autres prennent successivement leur ordre de numération.

Ces détails, quoique tronqués, m'ont cependant paru nécessaires pour mieux faire comprendre les procédés opératoires pendant l'application du forceps : car on ne demande pas à une sage-femme si les contractions sont fortes, rapprochées et soutenues; si la dilatation de l'orifice est grande, etc., ce dont on peut s'assurer au premier examen : mais on veut savoir où se trouve la tête, et, d'après notre division, on a pour chaque temps une ligne de démarcation qui désigne le lieu où il faut porter les secours.

Les physiologistes qui ont décrit si scrupuleusement les différens temps de la digestion, nous ont laissé beaucoup à désirer sur ceux de la parturition. N'étant point accoucheurs, ils n'avaient pas l'occasion de l'étudier dans tous ses détails, et avec les nuances si variées qui l'accompagnent. Les accoucheurs, trop occupés de pratique, s'ils n'ont pas négligé l'étude de cette fonction, ont du moins omis dans leurs ouvrages d'en donner une description vraie et satisfaisante. Les uns et les autres n'ont peut-être pas assez distingué ce qui appartient à la nature d'avec ce qui est du domaine de l'art. Il est à désirer que la physiologie rentre dans tous ses droits, et qu'elle donne une histoire complète des cinq fonctions de la femme, pour que les professeurs d'accouchement ne soient plus distraits de l'enseignement de leur art par de trop longues digressions physiologiques, qui peuvent être supportables dans un cours, mais qui deviennent fastidieuses dans un ouvrage sur l'accouchement.

De l'Accouchement.

L'accouchement n'est autre chose que la sortie du fœtus et de ses dépendances, surveillée, dirigée ou opérée par un homme de l'art.

Cette définition de l'accouchement dérive de la différence établie entre lui et la parturition, la première étant toujours l'œuvre de l'art, et la seconde celui de la nature. Cependant il n'est point de diagnostique aussi difficile à asseoir, de pronostic aussi douteux à porter que celui de la parturition. En effet, avec les chances les plus heureuses, en apparence, il peut survenir subitement un accident qui trouble, interrompe ou pervertisse la marche naturelle de cette fonction. Jusqu'à ce moment l'accoucheur, observateur tranquille, est averti par une catastrophe imprévue du désordre qui se prépare ou qui existe déjà. Il a recours aussitôt au toucher, pour s'assurer de l'état des parties; et, après une exploration attentive, il se borne à surveiller, s'il aperçoit encore des ressources chez la femme, ou bien il dirige l'accouchement, si l'obstacle dépend d'une mauvaise position de la tête ou des fesses, qui puisse être corrigée facilement avec la main ou des instrumens : mais, si les difficultés s'accroissent, et si l'on reconnaît pour causes l'hémorrhagie ou les convulsions, le fœtus en travers, etc., quel que soit le plan qu'il présente, ou s'il existe une disproportion entre le fœtus et le bassin, réductible cependant avec le forceps, il faut opérer l'accouchement.

Hippocrate avait observé, aussi bien que nous, que le fœtus ne prenait que trois positions au-dessus du bassin ; c'est souvent la tête, quelquefois les pieds, avec les fesses, sans doute, ou le tronc en travers ou oblique : et comme ce dernier est circonscrit par quatre plans, il en résulte six grandes régions, qui servent de base aux six genres d'accouchemens, dont le premier a pour caractère la présence de la tête ; le second, celle des fesses seules, avec un ou les deux pieds ; le troisième se reconnaît par la présence du plan postérieur, le quatrième par celle du plan antérieur ; la présence du plan latéral gauche caractérise le cinquième genre, et celle du plan latéral droit caractérise le sixième.

Les genres se divisent en espèces, dont on fait deux pour chaque diamètre, ce qui donne huit espèces pour la tête, et huit espèces pour les fesses. Lorsque l'un des quatre grands plans se trouve au-dessus du détroit abdominal, la tête est à droite, à gauche, en arrière ou en avant : d'où résultent quatre espèces pour chacun de ces quatre genres. En réduisant ainsi cette division à ses élémens les plus simples, on a six genres d'accouchemens et trente-deux espèces ; ce qui n'est point fatigant pour la mémoire.

Si un cas exige les secours de l'art, les mains de l'accoucheur suffiront très-souvent pour remplir l'indication ; ou bien, il aura recours aux lacs, aux crochets mousses, au levier ou au forceps. Avec la main il corrigera une position vicieuse, ou fera une version par la tête ou par les fesses, en se servant, pour opérer cette dernière, des pieds, s'ils existent ; mais cette ressource lui manquerait entièrement, si un fœtus monstrueux était privé des membres inférieurs. Avec les lacs il fixera quelque partie des membres, pour faciliter l'extraction du tronc, qu'il opérera avec les crochets mousses, si ses doigts ne peuvent pas la terminer. Le levier lui servira pour faire descendre l'occiput. Mais aucun de ces moyens n'offrira les avantages du forceps, avec lequel il extraira le fœtus bien plus promptement qu'avec la main ; et à l'aide de cet instrument il pourra diminuer assez le volume de la tête pour lui faire franchir un détroit par lequel les plus fortes contractions n'ont pu la faire passer.

Lorsqu'on se sera habitué à ne plus confondre la parturition avec l'accouchement, on conviendra bientôt que la nature n'a point de part à l'exécution du dernier, à moins qu'elle n'ait commencé les premiers temps de la parturition, et que l'art ne devienne nécessaire pour le troisième ou le dernier temps.

Le diagnostique de l'accouchement s'établit quelquefois au moment où l'accoucheur est appelé; et lors même qu'il faut employer le forceps, l'opération est bien plus courte et bien moins douloureuse que le travail d'une parturition difficile.

Quant à la partie de l'accouchement qui exige sur la mère ou sur le fœtus des opérations qui détruisent la continuité de leurs parties, elle n'est pas susceptible d'être soumise à une division en genres et en espèces. Chacune de ces opérations reconnaît des causes particulières, et exige des procédés différens. Cependant le forceps peut convenir dans quelques-uns de ces cas : il sert pour extraire la tête, lorsque le tronc a été arraché ; on l'applique sur le fœtus vivant, pour en faire l'extraction après la section de la symphyse des pubis, ou bien après une rupture de l'utérus, lorsque la tête du fœtus n'a point passé dans l'abdomen. Après l'hystérotomie vaginale, on peut encore être obligé d'appliquer le forceps, parce que l'utérus est sans action, et que l'hémorrhagie fait craindre pour la vie de la femme.

Du Forceps.

Le forceps est une espèce de pince avec laquelle on tire un fœtus du sein de sa mère, sans léser les parties de l'un ni de l'autre. Après la découverte de cet instrument, qu'on peut regarder comme une des plus brillantes inventions de la chirurgie, on se contenta d'aller saisir la tête dans l'excavation du petit bassin, soit qu'elle fût encore dans l'utérus, ou passée dans le vagin. La tête, mobile au-dessus du détroit abdominal, ou déjà engagée, en imposait à des accoucheurs trop timides, jusqu'à ce que Smellie eût la hardiesse de porter le forceps au-dessus de ce détroit. Levret craignit de ne pouvoir extraire la tête avec sûreté : plusieurs accoucheurs français et étrangers partagèrent ses craintes. Aujourd'hui en Allemagne, et même à Strasbourg, on hésite encore à porter le forceps au-dessus de la cavité pelvienne. Tout praticien qui a médité sur l'application de cet instrument, est convaincu que l'occasion se présente bien plus souvent d'aller prendre la tête au-dessus du détroit abdominal, que dans l'excavation. Je pourrais apporter en preuve ce qui s'est passé à la clinique d'accouchemens de la faculté de médecine de Strasbourg, et dans ma pratique civile. Mais ces exemples trouveront place plus bas.

Puisqu'on va prendre la tête avec le forceps au-dessus du détroit abdominal, il faut calculer sa longueur sur la hauteur où l'on doit le porter, et ses autres dimensions sur la forme de la tête et du bassin, de manière qu'il puisse s'adapter à l'un et à l'autre, sans les fatiguer, ni blesser les parties molles qui terminent le passage inférieurement.

Le forceps est composé de deux branches aplaties transversalement : chacune est divisée en trois parties, dont une antérieure, que l'on nomme la serre ou la cuiller; une postérieure, qui forme le manche, et une moyenne, où se trouve le point de jonction entre les deux branches.

Les cuillers, étant destinées à saisir la tête au-dessus du détroit abdominal, et devant toujours la prendre parallèlement au diamètre sus-occipito-mentonnier, doivent avoir à peu près la longueur de ce diamètre, qui a cinq pouces et un quart, plus la hauteur du bassin en arrière, qui est de quatre et demi à cinq pouces. Ainsi les cuillers auront, depuis le point de jonction jusqu'à leur extrémité libre, neuf et demi à dix pouces. Employées comme extracteur, elle ne doivent être appliquées que sur les parties latérales de la tête, qui sont arrondies et prescrivent la courbure interne des cuillers; d'où résulte entre elles, lorsque les deux branches sont réunies, un espace de deux pouces six à huit lignes, ce qui est l'étendue à laquelle a été réduite l'épaisseur de la tête d'un fœtus à terme et vivant dans une parturition longue et pénible, comme le prouve une observation de Solayrès. Cette longueur des cuillers est nécessaire pour rendre la courbure plus douce, et pour empêcher que les parties génitales externes ne soient trop subitement distendues, lorsque la tête, chargée par le forceps, franchira le diamètre sciatique.

Le forceps ajoutant au volume de la tête l'épaisseur des cuillers, on a imaginé de les fenêtrer, afin que, comme le polype s'engage dans les fenêtres de la pince, de même les protubérances pariétales pussent aussi s'engager dans celles des cuillers, et en faire gagner ainsi l'épaisseur. Trop de longueur aux fenêtres non-seulement serait en pure perte, mais affaiblirait l'instrument, qui se fausse ordinairement vers la partie postérieure des fenêtres. La fenêtre, arrondie à sa partie antérieure, a un diamètre de dix lignes, qui va en se rétrécissant jusqu'à sa partie postérieure. Lorsqu'on applique l'instrument sur la tête après la sortie du tronc, il s'adapte parfaitement à la forme de la tête, parce que les protubérances pariétales se trouvent dans la partie la plus large des fenêtres. Mais, lorsque la tête vient la première, ces protubérances répondent au milieu des fenêtres, qui est plus étroit que leur partie antérieure, et l'on perd presque tout l'avantage de ces ouvertures. Il est facile de remédier à cet inconvénient, en faisant les fenêtres un peu plus larges vers leur milieu. Les fenêtres sont circonscrites par un rebord, qui présente presque partout la même largeur d'un demi-pouce : il a, du côté correspondant à la fenêtre, deux lignes et demie d'épaisseur, et va en s'amincissant jusqu'au bord externe. Ces deux bords sont légèrement arrondis, pour ne pas blesser les tégumens de la tête du fœtus.

Les branches, aplaties sur deux faces, ont, vers la partie antérieure des fenêtres, un pouce dix lignes de largeur ; elles vont en diminuant insensiblement jusque vers le point de jonction, où elles n'offrent plus que neuf lignes. La plus forte épaisseur des cuillers est de deux lignes et demie dans la partie correspondante aux fenêtres; mais, depuis la partie postérieure de celles-ci, les cuillers augmentent d'épaisseur jusqu'à la jonction, où elles ont quatre lignes. Des deux faces l'externe est lisse, polie et convexe d'avant en arrière et d'un bord à l'autre. La face interne est concave dans ces deux sens, et a reçu un coup de meule à vif, d'où résultent quantité de petits sillons transverses, qui fixent plus solidement la tête entre les serres, pour l'empêcher de glisser. S'il ne s'agissait d'extraire la tête que de l'excavation, la courbure des faces serait suffisante; mais, comme on est souvent obligé de la prendre au-dessus du détroit abdominal, si les branches étaient droites, elles seraient arrêtées par la partie postérieure du bassin, et ne pourraient être ramenées en devant pour embrasser la tête, sans que les manches n'exerçassent sur la fourchette et le périnée une pression assez forte pour les déchirer. Ainsi l'on a dû sentir la nécessité de donner à l'instrument une nouvelle courbure, qui pût l'adapter à celle que décrivent les deux axes réunis au centre de l'excavation. Cette nouvelle courbure ne pouvait être placée que sur le bord de l'instrument, de manière que, lorsqu'il est placé sur un plan horizontal, le bord inférieur est convexe, et le supérieur concave.

Si l'on devait toujours saisir la tête, en appliquant une branche à gauche et l'autre à droite, avec ces deux courbures, le forceps remplirait parfaitement l'indication. Mais, lorsqu'il faut tirer une tête obliquement de l'entrée du bassin dans son excavation, il presse et fatigue le côté de la vulve correspondant à la courbure du bord; et lorsque la tête est arrêtée transversalement au-dessus du détroit abdominal, si l'on s'obstine à vouloir placer une branche sous la symphyse des pubis, et l'autre devant l'angle sacro-vertébral, il faut lutter contre tous les inconvéniens du forceps droit. Des cas aussi difficiles m'ont heureusement conduit à employer un procédé différent, avec lequel j'ai réussi à vaincre cette difficulté, et à recouvrer l'avantage de la seconde courbure, au moins pour une position oblique, à laquelle je réduisais celle de la tête avec la première branche que j'introduisais.

Lorsque les deux branches sont réunies, et que l'instrument est fermé, les deux cuillers doivent laisser une ligne et demie, à peu près, d'intervalle entre leurs deux extrémités antérieures, afin d'éviter de saisir partie du placenta, ou de pincer l'intérieur de l'utérus, si les deux cuillers se touchaient. Il était tout naturel que les accoucheurs fissent au forceps l'application du principe qui avait dirigé les lithotomistes dans la fabrication de leurs tenettes, pour éviter de pincer l'intérieur de la vessie.

Comme les manches doivent servir d'appui aux mains, ils doivent avoir sept à huit pouces de longueur, pour que les deux mains puissent être appliquées l'une devant l'autre, entre le point de jonction et les crochets. Les deux manches sont aplatis transversalement, et arrondis sur les quatre angles : un peu courbés dans leur face interne, ils laissent entre eux un espace elliptique, dont le diamètre moyen est à peu près de neuf lignes. L'extrémité antérieure se continue avec les cuillers au point de réunion, et l'extrémité postérieure se termine par un crochet dirigé du côté de la face concave de la cuiller, de manière que, lorsque les deux branches sont croisées et réunies, les deux crochets sont dirigés en dehors, et fixent, pendant les tractions, les mains, qu'ils empêchent de glisser. On emploie quelquefois aussi les crochets sur les aines, sur les jarrets et sur les aisselles, lorsque les doigts ne suffisent pas pour dégager ces parties.

Les cuillers et les manches sont séparés par une échancrure creusée dans la moitié de l'épaisseur de l'instrument : elle est dirigée obliquement de dehors en dedans et d'arrière en avant ; elle a quinze lignes de long. Lorsque ces deux échancrures sont engagées l'une dans l'autre, le forceps, au point de jonction, ne présente pas plus d'élévation que l'une des branches ; et, comme elles sont superposées, la branche inférieure est échancrée en dessus, et la branche supérieure l'est en dessous. Ce mode de jonction s'appelle *entablure*, en terme de coutellerie. Au milieu de l'échancrure inférieure se trouve fixé un pivot immobile, terminé par une petite tête arrondie, soutenue par un collet, sur lequel glisse la plaque à coulisse. C'est ce qui forme la branche mâle. Au milieu de l'échancrure supérieure on a percé un trou pour recevoir le pivot ; c'est ce qui forme la branche femelle. Après la jonction des deux branches, la tête et le collet du pivot dépassent la branche supérieure, de sorte que la plaque à coulisse, dans le trou de laquelle a passé le pivot, étant poussée d'arrière en avant, s'engage autour du collet et fixe alors l'instrument très-solidement. Cette plaque porte en arrière une pièce de ponce, qui sert à fermer l'instrument en la poussant, ou à l'ouvrir en la retirant.

On est souvent obligé d'envelopper les manches avec un linge ou une serviette ; et il est arrivé quelquefois d'accrocher, avec un pli de la serviette, la pièce de ponce de la plaque, et de la tirer à soi pendant les tractions, au point d'ouvrir l'instrument : les deux branches s'écartent alors, et abandonnent la tête. J'ai évité cet inconvénient en tirant la plaque, pour fixer les branches, au lieu de la pousser.

Pour proscrire ce mode de jonction, on répète aujourd'hui le reproche que lui avait déjà fait Levret, de rendre l'instrument très-difficile à fixer, et plusieurs préfèrent sa nouvelle correction, qui consiste dans un pivot mobile, aplati et échancré dans sa partie supérieure. Une autre pièce, qu'on appelle la clef, s'engage dans l'échancrure du pivot et le tourne pour fermer le forceps. Mais, lorsque ce forceps a servi plusieurs fois, le pivot joue trop librement dans l'échancrure de la branche supérieure. On a saisi des poils avec la clef, ce qui faisoit beaucoup souffrir la femme, et lorsqu'on a eu le malheur d'égarer la clef, l'accoucheur se trouve fort embarrassé, et l'opération devient plus longue et plus difficile.

Loin d'approuver ce reproche qu'on fait au pivot immobile et à tête, l'expérience m'en a démontré l'avantage. Si les deux branches du forceps ne sont pas parallèles, et si la tête n'est pas saisie par deux points opposés, on ne parvient pas à fixer l'instrument, ce qui prouve que la tête est mal prise, et qu'il faut tâtonner avec les branches jusqu'à ce qu'elles soient bien placées. Ce que je viens de dire, suffit pour la description de l'instrument : des détails plus longs paraîtraient minutieux ; ils appartiendraient d'ailleurs plus au coutelier qu'à l'accoucheur. Je joins à ce mémoire une planche, sur laquelle le forceps est vu en petit, mais avec les différentes corrections que j'y ai faites, ce qui en donnera une idée bien plus exacte.

Ces corrections consistent, 1.° dans un pouce de longueur de plus qu'au forceps de Péan ; 2.° dans la suppression de la vive-arète de la face interne de la cuiller; 3.° dans un coup de meule à vif donné en travers à la face interne des cuillers ; 4.° dans la mobilité de la plaque à coulisse, qu'on tire à soi, au lieu de la pousser, et 5.° dans un peu plus de largeur au centre de la fenêtre. Un praticien impartial est dans le cas d'apprécier ces changemens. Il me semble que, si l'on eût toujours procédé de la sorte avant de faire fabriquer de nouveaux forceps, notre arsenal ne serait pas surchargé d'une multitude d'instrumens dont la critique est si facile à faire. Au reste, il est aisé, d'après les principes établis ci-dessus, de juger les défauts de ces différens forceps dans leur longueur, dans la forme et les dimensions de leurs cuillers et de leurs manches, ainsi que dans le mode de leur jonction. Mais j'avoue aussi qu'un accoucheur instruit peut terminer, avec un forceps vicieux, un accouchement, sans préjudice pour l'enfant ni pour la mère. C'est par l'adresse et la présence d'esprit que l'homme de l'art supplée, avec les instrumens dont la nature l'a doué, aux inconvéniens qui résultent des vices de ceux qui sont dans nos arsenaux.

Le nom de tire-tête et celui de main de fer de Palfin, qu'on a donnés au forceps dans son origine, prouvent évidemment qu'on ne l'a inventé que pour suppléer les mains dans l'extraction du fœtus, lorsque les agens naturels ne suffisaient pas à son expulsion. En effet, si l'on pouvait embrasser la tête avec les deux mains, comme on le fait avec le forceps, cet instrument deviendrait inutile, lorsqu'on n'a besoin que d'un extracteur; mais, comme il n'est pas possible de porter les deux mains dans l'excavation autour de la tête, et moins encore au-dessus du détroit abdominal, la nécessité a confirmé les avantages du forceps pour tirer la tête, lorsque des accidens ont suspendu l'action utérine, et font craindre pour la vie de la mère ou du fœtus : ces cas sont les plus communs. Mais, lorsqu'un défaut de proportion met obstacle à la descente d'une tête trop volumineuse par un bassin bien conformé, ou d'une tête de volume ordinaire par un bassin trop étroit, un instrument qui n'agirait que comme extracteur serait employé en vain; il faut donc qu'il comprime la tête, pour en diminuer le volume, puisqu'il ne peut élargir les détroits qu'elle doit franchir.

Lorsqu'on ne se sert du forceps que comme extracteur, c'est un levier composé de deux branches, qui réunissent leur action sur la tête, pour la faire sortir parallèlement aux axes du détroit : mais, comme compresseur, il serre d'abord la tête, pour en diminuer le volume, suivant le diamètre dans lequel elle a été saisie, et pour en faire ensuite l'extraction.

Dans quel sens et de combien la tête peut-elle être réduite par le forceps ? Ce n'est que transversalement qu'elle peut être comprimée avec avantage, et c'est aussi dans cette direction qu'on gagne le plus; car les expériences de Baudelocque, répétées par plusieurs accoucheurs, ont mis en évidence, que la compression suivant le diamètre occipito-frontal ne produit presque rien. Il est d'ailleurs très-rare qu'on doive l'exercer dans ce sens. Mais quelle est la compressibilité de la tête d'une bosse pariétale à l'autre, qui sont les deux points les plus éloignés du diamètre pariétal ou transverse supérieur ? Baudelocque avait soumis neuf têtes de fœtus à terme et bien constitués à la compression de forceps d'élite ; et, en employant sur les manches toute sa force, il n'a pu obtenir que quatre lignes et demie de réduction sur la tête qui a cédé le plus. J'ai répété plusieurs fois ces expériences avec un forceps beaucoup plus fort, et je n'ai obtenu que trois lignes et demie au plus. Que penser après cela des auteurs qui affirment avoir gagné un pouce sans avoir nui au fœtus ? Des modernes avancent que le diamètre pariétal est réductible de tout ce dont il excède le diamètre auriculaire, et ils ont fixé à six lignes la différence entre ces deux diamètres. Maïs cette opinion, un peu hasardée, peut-elle tenir contre l'expérience de tant d'accoucheurs ?

La compression de la tête est subordonnée à l'état du crâne. Si les sutures sont larges et les os peu solides, ou s'il existe un hydrocéphale interne, la tête, sous les branches du forceps, peut être réduite d'un demi-pouce et quelquefois plus. Mais rarement il se rencontre autant de circonstances favorables, et lorsqu'un fœtus est fort, que l'ossification est avancée, on n'obtient presque rien, de manière que, si l'on force la compression, le fœtus court les plus grands dangers. Tous les moyens qu'on a mis en usage pour estimer la compressibilité de la tête, ont été sans succès. Il faudrait en avoir mesuré les diamètres et en avoir parcouru toutes les régions avec la main pendant qu'elle est encore dans l'utérus. Mais, ces calculs étant impossibles, le praticien seul peut établir son diagnostique, d'après l'habitude qu'il a d'explorer la tête et l'intérieur du bassin.

Des expérimentateurs superficiels, éblouis par l'espèce d'aplatissement que leur forceps faisait éprouver à une ou deux têtes très-molles, ont avancé qu'on diminuait d'un pouce, sans danger, le diamètre pariétal; tandis que d'autres, découragés par le malheur d'avoir écrasé des têtes qui cédaient très-peu, quoiqu'elles leur eussent paru fort réductibles, ont frappé cet instrument de proscription. Les uns et les autres ont été induits en erreur par la légèreté et l'inconséquence avec lesquelles ils ont prononcé sur le forceps, avant d'avoir rassemblé assez de faits pour porter un jugement sain et bien motivé. Quelques-uns même ont osé ajouter que le volume de la tête était toujours augmenté de l'épaisseur des cuillers.

Avant d'assigner des bornes à la manière d'agir de l'instrument, je vais essayer de rendre vraisemblable l'observation de Solayrès, révoquée en doute par beaucoup d'accoucheurs. Supposons un bassin qui n'ait que deux pouces et demi de diamètre sacro-pubien, et une tête dont le diamètre pariétal soit de trois pouces et quatre lignes. Si la tête a beaucoup de souplesse, et que les progrès de l'ossification n'aient pas été rapides, si les efforts de la femme ont été continus et long-temps soutenus, le diamètre pariétal pourra diminuer d'un demi-pouce, et par conséquent être réduit à deux pouces dix lignes. Si le diamètre occipito-frontal se présente diagonalement à l'entrée du bassin, et le diamètre sus-occipito-mentonnier parallèlement à l'axe du détroit abdominal, le petit diamètre de la tête ne correspondra plus au petit diamètre du détroit supérieur, dans la direction duquel passera un diamètre de la tête encore plus petit; et comme la bosse pariétale qui se trouve en arrière, descend le plus souvent la première, il en résulte que le diamètre pariétal s'engage par une de ses extrémités, au lieu de présenter toute sa longueur. Dès que cette première difficulté est vaincue, la parturition se termine facilement, parce que l'étendue de l'excavation et du détroit périnéal est ordinairement en raison inverse de cette étroitesse du détroit abdominal.

Le forceps peut-il procurer les mêmes avantages? Non : en voici les raisons. La compression ne peut pas être soutenue aussi long-temps, ni graduée aussi également et d'une manière presque insensible : la tête, saisie par le forceps, offre à l'entrée du bassin les deux pouces dix lignes du diamètre pariétal, puisque les deux protubérances descendent en même temps; elle ne peut plus prendre les diverses inflexions qui, en la courbant sur les côtés, la moulent au bassin, que les forces naturelles lui font franchir.

Si, dans cette observation, le diamètre sus-occipito-mentonnier a acquis une longueur de huit pouces moins deux lignes, il ne faut pas l'attribuer à la boîte osseuse seulement; elle appartient en partie à la tumeur du cuir chevelu, occasionée par la pression circulaire que lui a fait subir l'utérus fortement contracté.

Il est bien étonnant que les accoucheurs n'aient considéré avec quelque attention l'action du forceps que relativement au détroit abdominal. Il est vrai que dans celui-ci l'épaisseur des branches n'ajoute point à celle de la tête, puisqu'elles passent dans la direction d'un diamètre ilio-sacro-cotiloïdien, dont elles ne touchent point les extrémités, et que le diamètre occipito-frontal peut s'étendre un peu, sans être gêné par les extrémités de l'autre diamètre ilio-sacro-cotiloïdien ; mais, quand il s'agit de faire passer une tête avec les dimensions susdites par un détroit ischiatique de deux pouces et demi, il n'y a rien à espérer du forceps, lors même que le fœtus est mort, parce que les branches de l'instrument, arrêtées par la résistance des tubérosités sciatiques, compriment la tête assez fortement pour l'écraser, avant de réduire la base du crâne à deux pouces et demi d'épaisseur transversale.

Quand, après la sortie du tronc, la tête est arrêtée ou enclavée de manière à nécessiter l'application du forceps, son action est à peu près la même; mais les effets deviennent souvent fâcheux pour le fœtus, lorsqu'il y a étroitesse, comme on l'expliquera plus bas.

C'est en serrant les manches du forceps avec ses deux mains que l'accoucheur augmente et soutient la compression de la tête entre les deux cuillers; et, pour rendre cette action plus forte, il enveloppe les manches d'un lien, ou mieux d'une serviette, qui empêche ses mains de glisser. Mais on serait dans une grande erreur, si l'on croyait pouvoir estimer le degré de compression d'après le rapprochement des manches. Pour peu que le forceps soit faible, les manches se toucheront, sans qu'on ait suffisamment comprimé la tête, parce que l'instrument cède et se déforme le plus ordinairement vers la partie postérieure des fenêtres.

Le bassin, ont dit quelques-uns, agit sur les cuillers, comme une virole ou un anneau au travers duquel on voudrait tirer la tête avec le forceps. Cela est faux pour le détroit abdominal, à moins que les deux branches ne sortent dans la direction du diamètre sacro-pubien, dont les deux extrémités opposées forcent les branches de se rapprocher en raison de l'aplatissement de la tête. Mais, comme il est contraire aux principes de l'art de la tirer dans cette direction, il faut la placer diagonalement, et alors les branches de l'instrument ne sont plus en rapport avec les extrémités du petit diamètre du détroit abdominal.

Il n'en est pas de même au détroit périnéal. Il faut toujours tirer la tête, en faisant correspondre le diamètre pariétal au diamètre sciatique; et les branches, en sortant, frottent contre la partie interne de ces tubérosités, de sorte que, d'une part, la tête éprouve une trop forte compression, et, de l'autre, les parties molles qui tapissent ces tubérosités, sont plus ou moins froissées. Dans ces deux cas la tête n'est comprimée que par deux points opposés, et point du tout circulairement.

Que peut-on conclure aujourd'hui des expériences si souvent répétées par les accoucheurs, qui ont jugé cet instrument avec plus ou moins de prévention, d'après les résultats différens qu'ils ont obtenus dans des circonstances heureuses ou malheureuses? Les conséquences qu'ils en ont tirées ont souvent été fausses, lorsqu'ils n'ont pas reconnu, avant son application, l'étendue des diamètres du bassin, ainsi que ceux de la tête, le rapport de ces parties entre elles, et la nature des causes qui forçaient d'y avoir recours; mais, comme on est presque toujours exposé à se tromper, lorsqu'on veut tirer un principe général de quelques cas particuliers, j'ai dû nécessairement rassembler des faits assez nombreux, avant d'oser établir une doctrine relative à l'usage du forceps.

Des causes qui nécessitent l'application du forceps.

Dans le grand nombre de ces causes il n'en est point d'aussi communes que celles qui dépendent de la mère. Si elle est délicate et faible par constitution ou par tempérament, si sa santé a été détériorée par des maladies antérieures à la conception, ou qui se sont développées et ont duré pendant la gestation ; lorsque l'instant de la parturition arrive, l'utérus n'a point assez d'énergie pour mettre en jeu la contractilité nécessaire à l'accomplissement de cette fonction. La femme languit pendant un travail long et infructueux; le fœtus s'affaiblit par l'interruption de sa communication avec sa mère, et il périra bientôt si on ne s'empresse de la délivrer. Si, au contraire, la femme est d'une forte complexion, si elle est vive et impatiente, si l'exercice et la bonne nourriture l'ont conduite à la fin de son terme sans orage, si le travail s'annonce par des contractions fortes et bien soutenues, si les douleurs sont bien violentes et insupportables, un ébranlement général se communique à toute la machine ; le spasme et les convulsions s'y joignent bientôt, et la mère est menacée d'une rupture de l'utérus, ou de périr, si l'on ne vient promptement à son secours avec le forceps, lorsque la saignée n'a pu calmer ces accidens.

Chez une femme indolente et apathique l'utérus est quelquefois frappé d'inertie au point que l'accoucheur est obligé d'employer des forces étrangères pour remédier à son engourdissement. Sans le forceps il s'écoulerait un temps précieux, dont la perte pourrait devenir fatale au fœtus, et peut-être même à la mère.

Des accidens qui se manifestent pendant le travail, l'hémorrhagie utérine est le plus fréquent. Si l'on ne peut se rendre maître du sang, la femme, épuisée par la quantité de celui qu'elle aura perdu, éprouvera des défaillances, des syncopes, et bientôt les convulsions de l'agonie, si l'on ne vide promptement l'utérus pour le mettre à même de se contracter. Si les parties ne sont pas suffisamment dilatées, on les fait céder facilement avec la main ou avec le forceps, parce que la perte a beaucoup diminué le ressort des parties humectées et relâchées par l'écoulement du sang.

Lorsque les convulsions surviennent chez une femme forte et vigoureuse, dont l'utérus et ses dépendances se trouvent dans un état d'érétisme et de tension, elles commandent impérieusement la délivrance, pour s'opposer au refoulement du sang vers les parties supérieures, causé par la compression que cet organe exerce sur les gros vaisseaux du bas-ventre. Mais, si la gravité des symptômes permet la temporisation, on fera précéder avantageusement l'application du forceps par la saignée et les bains. Il est malheureusement des cas où l'on est obligé d'inciser le col de l'utérus, pour frayer une voie à l'instrument, et pour éviter de trop grandes déchirures.

On a vu quelquefois une obliquité de l'utérus et du fœtus en même temps, ou seulement celle du fœtus, lorsque l'utérus est bien placé, consumer les contractions de cet organe et des autres muscles succenturiaux, au point qu'après avoir tout rétabli dans une position favorable, la femme s'épuisait en efforts superflus, et que le travail ne se serait pas terminé sans l'emploi du forceps. L'adhérence du placenta sur l'orifice de l'utérus ou dans son voisinage, la résistance trop forte des membranes, la sortie du cordon ombilical, ont jeté la mère ou le fœtus dans un danger imminent, dont le forceps seul a pu les tirer. Dans tous ces cas on a toujours supposé une juste proportion entre les parties du fœtus et celles de la mère, lors même que le diamètre sacro-pubien ne présentait que trois pouces et demi.

Dans tous les cas énoncés ci-dessus, le forceps n'a été employé que pour extraire la tête dont le volume n'excédait pas l'ouverture du bassin : aussi, après l'avoir saisie, n'a-t-on serré les manches que pour s'assurer qu'elle était bien prise, et pour éviter que l'instrument ne glissât pendant les tractions et ne quittât la tête; aussi n'a-t-elle point souffert de la compression, et les parties molles de la mère n'ont point été fatiguées.

On dit que le bassin est trop étroit, lorsqu'il a moins de trois pouces et demi de diamètre sacro-pubien. Le premier temps de la parturition se passera sans difficulté, si la femme est forte. Le même degré d'étroitesse au diamètre sciatique rendra le troisième temps un peu plus long, parce que les frottemens seront plus considérables. Mais, depuis trois pouces cinq lignes jusqu'à deux pouces et demi, il y a bien des degrés d'étroitesse; et quoique des observations prouvent qu'à ce dernier point une tête de volume ordinaire a traversé le détroit abdominal, on a démontré qu'il était impossible d'obtenir le même avantage si le détroit périnéal n'avait que deux pouces et demi de diamètre transverse. Les obstacles à la parturition s'accroîtront donc en raison du degré d'étroitesse. Elle sera longue, à trois pouces un quart ; longue et difficile, à trois pouces. Au-dessous de cette dimension, le bassin sera beaucoup trop étroit pour espérer de conserver la vie au fœtus, à moins qu'il ne se rencontre toutes les circonstances favorables, mentionnées ci-dessus, tant de la part de la mère que de celle du fœtus ; encore faudrait-il que l'accoucheur modérât et soutînt la compression assez long-temps pour diminuer insensiblement le volume de la tête, et la mouler à la filière du bassin, sans qu'elle fût écrasée. Ces calculs, applicables au détroit supérieur, ne laissent aucune espérance quand le détroit inférieur pèche au même degré. On serait donc exposé à voir son pronostic souvent en défaut, si l'on avait la témérité de promettre un enfant vivant extrait avec le forceps, lorsque le diamètre sacro-pubien aurait moins de trois pouces, et bien plus souvent encore, lorsqu'il existe un pareil vice au diamètre sciatique. Mais, lorsque le fœtus est mort, ou qu'il n'y a plus d'espoir de le conserver vivant, on pourra le tirer entier avec le forceps par un bassin aussi resserré, parce qu'on augmentera la compression de la tête, en raison du ménagement dicté par l'état des parties de la mère, à qui l'on veut éviter une opération dangereuse ou la mutilation du fœtus. Voici donc les proportions à établir entre les degrés d'étroitesse du bassin et la probabilité de conserver le fœtus. A trois pouces et quart, au diamètre sacro-pubien, la parturition sera prolongée ; elle sera de plus difficile au diamètre sciatique ; à trois pouces, le forceps devient nécessaire, et on peut avoir le fœtus vivant : on doit peu y compter si le diamètre sciatique est aussi resserré. Rarement le fœtus survivra à l'application du forceps, lorsqu'il n'y aura que deux pouces trois quarts entre l'angle sacro-vertébral et la partie interne de la symphyse des pubis; et, si l'étendue est aussi bornée entre les deux tubérosités sciatiques, il est presque impossible de l'avoir vivant. Au-dessous de deux pouces trois quarts jusqu'à deux pouces et demi, le fœtus sera toujours sacrifié, et on ne le tirera pas entier sans écraser plus ou moins la tête, et contondre les parties de la mère.

Il est facile de juger maintenant que les effets du forceps sont subordonnés, relativement au fœtus, au volume de sa tête et à sa compressibilité, et, relativement à la mère, à l'étendue des diverses régions du bassin, à la contraction de l'utérus et à la résistance des parties molles que le fœtus doit traverser. Que l'on suppose une tête de trois pouces et quatre lignes de diamètre pariétal, et réductible de quatre lignes par le forceps, elle passera par un diamètre sacro-pubien de deux pouces dix lignes, parce qu'on gagnera ces deux lignes d'excédant, en tirant le diamètre transversal de la tête pris avec le forceps dans la direction d'un diamètre oblique. Mais, pour obtenir ce succès, il ne faut pas que la contraction convulsive de l'utérus sur le fœtus en retarde l'extraction au point qu'il soit exposé à périr. S'il existait un pareil rétrécissement au diamètre sciatique, ces deux lignes ne pourraient être obtenues qu'aux dépens du croisement des deux pariétaux, du déchirement de la membrane qui les unit, et d'une compression très-dangereuse sur le cerveau. S'il venait vivant, c'est que la tête, plus souple, aurait cédé davantage, et qu'aucun accident n'aurait empêché l'accoucheur de graduer et soutenir la compression pendant le temps nécessaire.

Il est inutile de multiplier les explications pour faire connaître les différens effets résultant de quelques lignes de moins dans les diamètres du bassin, ou de quelques lignes de plus dans ceux de la tête: chacun pourra les calculer d'après l'exemple que je viens de donner. Je ferai cependant observer qu'un bassin resserré pèche aussi quelquefois par défaut de symétrie, de façon que, la symphyse des pubis ne correspondant pas bien au centre de l'angle sacro-vertébral, la moitié droite du bassin, par exemple, est plus large que celle du côté gauche. L'aplatissement du pubis du côté gauche ne laisse que deux pouces et demi de diamètre sacro-pubien. Si l'occiput est au-dessus de la cavité cotiloïde gauche, il est impossible qu'avec le forceps on puisse extraire la tête dans cette direction. Il faudra donc faire la version par les fesses, au moyen des pieds, afin de faire correspondre l'occiput à la partie la plus large du bassin; et dès que le tronc sera suffisamment sorti pour que la tête se trouve au-dessus du détroit abdominal, il faudra s'empresser d'y appliquer le forceps, si la tête ne descend pas, de crainte de voir périr le fœtus très-promptement.

Comme il est quelquefois impossible de ramener le tronc du fœtus sur sa partie antérieure, en le retournant on le courbe sur le côté, et après la version l'occiput répond encore à gauche; et puisque cette région, la plus épaisse de la tête, doit passer par la partie la plus étroite du bassin, la mort du fœtus est infaillible, puisque les dangers sont infiniment plus grands lorsque, après la sortie du tronc, on applique le forceps pour cause d'étroitesse du bassin.

Des accoucheurs prévenus, ou peu habitués à manier cet instrument, ont voulu le proscrire, à cause des maux qu'il causait au fœtus et à la mère.

Quant au premier, si le forceps a excorié ou déchiré les tégumens de la tête, c'est que les branches étaient mal appliquées, qu'elles avaient formé des plis à la peau, ou que la tête, n'étant pas assez serrée, glissait entre les cuillers. Lorsque les os se croisent, que les membranes sont déchirées et décollées, les vaisseaux rompus et le sang épanché, le cerveau divisé et les os écrasés, c'est que l'accoucheur, ne s'étant pas assuré des rapports de la tête avec le bassin, a exercé sur elle une compression beaucoup trop forte.

Quand l'utérus est pincé avec l'extrémité libre des cuillers, c'est que l'accoucheur n'a pas eu la précaution de les introduire entre cet organe et la tête. Il en est de même, lorsque l'intérieur de l'utérus est blessé : c'est que, au lieu de faire glisser la cuiller sur la tête du fœtus, on l'en a trop éloignée. Si l'utérus, la vessie, ou les deux, en même temps, sont froissés, déchirés, enflammés, c'est qu'on a tiré la tête dans une mauvaise direction, et qu'elle a comprimé trop long-temps ces parties sur quelques points résistans du bassin. Si la fourchette et le périnée sont entièrement déchirés pendant l'extraction, c'est qu'on a négligé de relâcher la peau qui borde le passage; et si l'on a rompu quelquefois le cordon ombilical, c'est qu'on l'avait saisi mal-adroitement entre la cuiller et la tête.

Le médecin impartial jugera, d'après ces réflexions, que les inconvéniens imputés au forceps doivent presque toujours être attribués à la négligence ou à l'impéritie de l'accoucheur, à moins qu'il ne survienne des accidens imprévus, et heureusement très-rares, qui font une ou deux victimes; et, dans ce cas, il est aussi innocent que le chirurgien qui voit périr sous son bistouri celui qu'il vient d'opérer d'un phimosis sans complication. On ne peut donc s'empêcher de reconnaître l'innocuité du forceps, et de le regarder comme un instrument bienfaisant, qui doit toujours sauver celui sur lequel on l'applique et celle qui est dans le cas d'en supporter l'application.

De la position de la femme.

La force que l'on est obligé d'employer quelquefois pour l'extraction du fœtus, exige que la femme soit placée d'une manière ferme et stable. A cet effet on choisira un lit sans roulette, ou bien on le fixera, afin qu'il ne soit pas entraîné par l'accoucheur. On le garnira de deux matelas, dont le second, plié en double, sera placé de façon à former un plan incliné, que l'on couvrira d'un drap, sous lequel on aura mis une alèze pliée en plusieurs doubles, pour garantir le matelas inférieur des eaux et du sang qui s'écouleront pendant et après l'opération. Ces liquides sont reçus dans un vase mis à cet effet au pied du lit. On se gardera bien de coucher la femme horizontalement sur le dos, parce que le fond de l'utérus, renversé en arrière, détruirait le parallélisme qui doit exister entre le grand axe de cet organe et celui du détroit abdominal; les contractions utérines viendraient se perdre sur la symphyse des pubis, et, dirigeant la tête du fœtus sur ce point, rendraient impossible l'application de l'instrument, jusqu'à ce qu'on eût rendu le diamètre sus-occipito-mentonnier de la tête du fœtus parallèle à l'axe du détroit supérieur. On est bien plus souvent obligé de relever la tête et les épaules de la femme, lorsqu'il existe quelque maladie de poitrine, qui peut faire craindre une hémorrhagie ou la suffocation par le refoulement des intestins vers le diaphragme et vers les organes thorachiques.

On aura soin de faire avancer le bassin sur le bord du matelas, de manière que les fesses le débordent un peu, afin que l'accoucheur ne soit point gêné dans son opération par le bord du lit ou les pièces qui le couvriraient ; il n'oubliera pas, dans ce moment, de poser ses deux mains sur la région lombaire, et de les faire glisser jusqu'au bas des fesses, en tirant la peau vers le périnée, afin d'augmenter la quantité de tégumens et fournir à l'ampliation de la vulve : avec cette précaution il est rare que le périnée se déchire, et quelquefois même on ménage la fourchette.

Des Aides.

Le succès et la célérité de l'opération dépendent en grande partie du nombre et de l'intelligence des aides. Deux sont assis au pied du lit, à trois pieds de distance, pour laisser à l'opérateur la liberté dont il a besoin. Ils appuient chacun un pied de la femme sur celui de leurs genoux qui est le plus proche du lit, et l'y fixent avec une main posée sur le coude-pied : ils embrassent le genou de la femme avec le pli de l'autre bras ; et, pendant que l'accoucheur fait passer la tête par le détroit abdominal, ils fléchissent un peu les cuisses, pour relâcher les muscles psoas et iliaque, agrandir ainsi le diamètre iliaque, et donner un peu plus d'ampleur aux extrémités des diamètres obliques. Lorsque la tête est amenée dans l'excavation, et que l'occiput paraît au couronnement, ils diminuent la flexion des cuisses, et rapprochent un peu les genoux, pour relâcher les tégumens des parties génitales externes, éviter les violentes extensions et les déchirures. Lorsque les élèves sont bien exercés à cette manœuvre, on est étonné de la prestesse et de la sûreté avec lesquelles on termine cette opération. Un troisième aide est placé derrière la femme, dont il tient la tête appuyée sur un oreiller contre sa poitrine, et il la soutient par-dessous les bras, pour empêcher qu'elle ne soit entraînée par l'accoucheur pendant les tractions, ou qu'elle ne s'éloigne pendant l'introduction de la main ou de l'instrument. Un quatrième aide présente les branches du forceps, en fixe une, pendant que l'accoucheur introduit l'autre ; il reste chargé de soutenir le tronc du fœtus, et de lui faire suivre les mouvemens que l'accoucheur imprime à la tête pendant l'extraction. Un cinquième aide est nécessaire pour présenter les différentes choses dont on pourrait avoir besoin. Dans les hospices destinés aux accouchemens, où le nombre des aides mâles ou femelles est en surabondance, le concert de tous ces moyens explique aisément tous les avantages du forceps, qu'on n'obtient pas toujours dans la pratique civile, où l'on manque de quelques-uns de ces secours.

Précautions relatives à l'introduction du forceps.

L'accoucheur a bien des précautions à prendre avant, pendant et après l'introduction du forceps, relativement au fœtus, à la mère, à lui-même et à l'instrument. Elles sont toutes dictées par l'intérêt que lui inspirent la conservation des deux individus et la sienne propre.

1.° Relativement au fœtus. Il doit assurer son salut spirituel : à cet effet, il ne doit pas perdre de vue qu'étant l'homme de la société, il doit se conformer aux règles du rit dans lequel l'enfant doit être élevé. Dans notre religion, il le baptisera avec de l'eau pure, dont il versera quelques gouttes sur la partie sortie, ou qu'il portera avec un doigt immédiatement sur la partie qui lui sera accessible, en y traçant une croix, et proférant ces paroles, accompagnées du signe de la croix : *enfant, je te baptise, au nom du Père, et du Fils, et du Saint-Esprit; ainsi soit-il.* Pour peu que l'accoucheur doute de la vie du fœtus, il le baptisera conditionnellement, et se mettra par ce moyen à l'abri des reproches qu'on pourrait lui faire, si le fœtus venait mort, après l'avoir baptisé sans condition. Pendant l'introduction, il évitera de former à la peau des plis qui empêcheraient le forceps d'avancer, et, s'il doit le faire passer sur la face, il évitera d'accrocher le nez, ou d'appuyer sur les yeux. Après l'introduction, il serrera la tête assez pour qu'elle ne glisse pas sous les branches de l'instrument; et, pendant l'extraction, il lui fera suivre les mouvemens propres à amener toujours les grands diamètres de la tête dans la direction des grands diamètres du bassin.

2.° Relativement à la mère. Il la préparera à l'introduction de l'instrument, en la rassurant sur ses effets, et en lui citant des femmes de sa connaissance heureusement accouchées avec le forceps; il lui montrera même cet instrument : mais, si elle est trop pusillanime, il préviendra la famille ou les assistans de la nécessité de cette opération, et la pratiquera sans en prévenir la femme. A la clinique, en présence de beaucoup de sage-femmes et d'étudians, j'ai accouché avec le forceps des femmes qui croyaient ne pas être encore délivrées lorsqu'on les reportait dans leur lit. En introduisant l'instrument, il placera un ou plusieurs doigts entre la tête et l'utérus, pour éviter de pincer cet organe, ou d'en heurter trop violemment l'intérieur, et, pendant l'extraction, il fera de petits mouvemens latéraux, pour faire glisser la tête plus aisément dans l'intérieur de l'utérus : il modèrera ses tractions, lorsque la tête sera au-dessus du périnée, afin de dilater lentement la vulve, après avoir fait préalablement soutenir le périnée d'arrière en avant pour éviter sa déchirure.

3.° Relativement à lui-même. L'accoucheur choisira, autant que possible, la position la plus commode, pour ne pas trop se fatiguer pendant l'opération. Il graissera ses doigts ou sa main avec de l'huile, du beurre, de la pommade, du cérat, ou bien il les trempera dans une forte décoction mucilagineuse, afin qu'ils pénètrent plus facilement et causent moins de douleur à la femme. Les corps gras le garantiront de certains virus dont celle-ci pourrait être infectée, et qu'il absorberait très-promptement, s'il avait quelque excoriation aux doigts ou à la main : dans ce cas il doit s'abstenir de toucher avec la main blessée. Il aura coupé ses ongles assez courts, et les éloignera de l'intérieur de l'utérus pour ne pas le blesser.

4.° Relativement à l'instrument. Avant de l'introduire, il faut le tremper dans l'eau chaude, pour le mettre à la température de la femme, et empêcher la sensation fâcheuse qu'il lui causerait, s'il était froid. On graissera sa face convexe, afin qu'il glisse plus aisément. Les doigts ou la main introduits entre la tête du fœtus et le vagin, ou entre la tête et l'utérus, dirigeront toujours la cuiller, tandis que l'autre main, qui tiendra le manche, la poussera dans les parties, en lui faisant suivre la direction des axes du bassin, jusqu'à ce qu'elle soit parvenue sur la partie latérale de la tête. Si elle est descendue dans l'excavation et passée dans le vagin, comme il arrive le plus souvent, un ou deux doigts suffisent pour placer le forceps sur la tête, sans avoir à craindre de pincer l'utérus qui est autour du cou du fœtus; mais, si la tête est encore dans l'utérus, il sera bien plus facile de la saisir sans toucher cet organe. Il n'en est pas de même, lorsque la tête est fixée par les contractions utérines au-dessus du détroit abdominal; elle reste immobile sur la cuiller introduite, de manière que l'on peut conduire la seconde sans que la tête se dérange. Si, au contraire, elle est libre au-dessus de ce détroit, et si on retire la main qui a servi à diriger la première branche, pour lui confier la seconde, la tête peut rouler sous l'instrument, et on ne la tient plus par son diamètre transversal. Il est nécessaire, dans ce cas, d'introduire toute la main entre la tête et l'utérus, pour donner un point d'appui plus ferme au forceps, porter la tête en devant pour la rendre immobile, et placer plus sûrement la seconde branche. Il est arrivé, lorsqu'un aide, peu attentif ou mal exercé, laissait glisser la première branche, et qu'on était obligé de réintroduire la main pour la replacer, que cette même main a servi à diriger la seconde branche, comme on le prouvera dans la suite par deux observations qui constatent le succès de ce procédé nouveau.

Dans l'introduction des branches, il faut bien prendre garde de les frotter l'une contre l'autre, dans la crainte que le bruit qu'elles causent n'épouvante la femme; et il est arrivé, au moyen de cette précaution, qu'on a délivré des femmes sans qu'elles s'en soient aperçues.

La tête une fois saisie, l'accoucheur, instruit de son volume, de sa souplesse et des dimensions de la cavité pelvienne, détermine la compression qu'il peut exercer, et presse ou retarde ses tractions en raison des causes qui ont nécessité l'opération. En tirant la tête, il fait décrire à l'instrument des mouvemens alternatifs d'une extrémité à l'autre du diamètre dans la direction duquel le forceps est placé, afin de mieux développer l'utérus et le vagin, et d'effacer les plis que ces parties pourraient former, s'il tirait directement à lui.

Si la tête est placée dans un diamètre convenable du bassin, on la tire dans cette direction, si elle n'est qu'arrêtée ; mais, si elle est enclavée, on la repoussera avec le forceps, afin de la désenclaver et de lui donner une position plus favorable pour la tirer suivant l'axe des détroits. La tête parvenue au-dessus du détroit inférieur, quelle que soit la cause qui force de retarder l'extraction, on ne doit jamais retirer les branches du forceps pour abandonner à la nature l'expulsion de la tête. On peut cesser momentanément la compression, et la recommencer après le repos exigé par l'inertie de l'utérus ou par un autre accident, puis terminer l'extraction.

Après la sortie de la tête, lorsqu'elle est venue la première, on relève les manches de l'instrument devant la symphyse des pubis, et la tête se dégage sans peine; lorsqu'on l'applique après la sortie du tronc, comme le forceps se trouve presque toujours au-dessous du fœtus, les cuillers s'écartent et abandonnent la tête.

Il faut, autant que faire se peut, appliquer les branches du forceps sur les extrémités du diamètre pariétal, et leur longueur parallèle à celle du diamètre sus-occipito-mentonnier. Dans la plupart des cas, et lorsque la face doit sortir en-dessous, la seconde courbure de l'instrument répondra à la partie postérieure de la tête. Mais, lorsque la face viendra en-dessus, cette courbure répondra à la face. On conçoit, sans explication, les difficultés et les inconvéniens de l'application conseillée par Levret, et d'après laquelle cette courbure, répondant toujours à l'occiput, serait tournée vers la partie postérieure du bassin; en continuant à tirer la tête dans la direction de l'axe du détroit abdominal, la courbure distendrait trop le périnée, et l'exposerait à être déchiré. Si on voulait faire prendre à l'instrument la direction de l'axe du détroit périnéal, l'extrémité des cuillers serait arrêtée par le rebord postérieur du détroit abdominal, pendant que la convexité de la petite courbure comprimerait trop les parties molles situées sous l'arcade des pubis.

L'opération finie, l'instrument doit être lavé aussitôt, bien essuyé, séché, pour ne pas être exposé à la rouille, et conservé dans un lieu bien sec.

Que la tête s'avance la première, ou qu'elle soit précédée par le tronc, on la saisit par son diamètre pariétal, et les cuillers sont parallèles au diamètre sus-occipito-mentonnier : il y a cependant cette différence que, dans le premier cas, l'extrémité libre des cuillers est appliquée devant les angles de la mâchoire inférieure, tandis que dans le second cas cette extrémité est au-dessus de l'occiput, et l'impression de l'intérieur des cuillers n'est jamais marquée sur les bosses pariétales, comme leur marque est empreinte souvent sur les branches de la mâchoire inférieure, au-dessous et au-devant des oreilles. Lorsque la tête vient la première, rien ne gêne l'opérateur pour l'application de l'instrument, ni pour l'extraction, parce que le tronc, étant encore dans l'utérus, n'exige point d'aide pour être soutenu, tandis que, si le tronc est dehors, l'accoucheur éprouve d'autant plus de difficulté pour l'introduction du forceps, que la tête est plus élevée dans le bassin; et, si elle se trouve au-dessus du détroit abdominal, les épaules sont tellement serrées contre le périnée dans certaines positions, qu'il est quelquefois impossible de diriger les cuillers de manière à les bien placer sur les parties latérales de la tête, et qu'on est exposé à voir périr le fœtus avant d'avoir fait descendre la tête dans l'excavation. Si, dans cette circonstance, l'aide n'est pas bien exercé aux mouvemens qu'il faut imprimer au tronc, le fœtus est exposé à des tiraillemens ou à des torsions qui lui deviennent très-funestes. Enfin, toutes choses égales, on a beaucoup plus d'espoir de conserver le fœtus, lorsqu'on tire la tête la première, qu'en la tirant après la sortie du tronc.

Lorsque l'accoucheur s'est convaincu par le toucher que le fœtus ne peut pas être expulsé par les forces naturelles, ou qu'en retardant son extraction avec le forceps le fœtus ou la mère courraient de trop grands dangers, il ne doit point perdre un temps précieux. L'expérience lui a appris que la manière d'appliquer l'instrument est subordonnée à la position de la tête, et au rapport de ses diamètres avec ceux des diverses régions du bassin, soit que la tête se trouve arrêtée au-dessus du détroit abdominal, dans l'excavation au-dessus du détroit périnéal, ou bien qu'elle soit enclavée dans l'une ou l'autre de ces régions.

Application du forceps au-dessus du détroit abdominal, ou dans ce détroit.

Ces cas peuvent se présenter, lorsque la tête vient la première, de deux façons pour chaque diamètre, d'où résultent huit modes d'application pour le détroit abdominal.

1.re *et* 2.e *Applications*,

pour le diamètre ilio-sacro-cotiloïdien, de la cavité cotiloïde gauche à la symphyse ilio-sacrée droite, l'occiput se trouvant en devant et à gauche, ou en arrière et à droite.

3.e *et* 4.e *Applications*,

pour le diamètre ilio-sacro-cotiloïdien, de la cavité cotiloïde droite à la symphyse ilio-sacrée gauche, l'occiput se trouvant en devant et à droite, ou en arrière et à gauche.

5.e *et* 6.e *Applications*,

pour le diamètre sacro-pubien, la tête arrêtée ou enclavée, et l'occiput répondant à la symphyse du pubis ou à l'angle sacro-vertébral.

7.e *et* 8.e *Applications*,

pour le diamètre iliaque, la tête arrêtée ou enclavée, et l'occiput à gauche ou à droite.

Je ne dois pas manquer de prévenir qu'il en est de ce mémoire comme de ceux dont la matière est susceptible de démonstration, et que, pour le bien comprendre, il faut avoir l'instrument à la main, et exécuter sur un fœtus, dans le bassin, les différens procédés que j'indique, afin de pouvoir les juger avec connaissance de cause.

1.re Application.

Lorsque la tête vient la première, et qu'elle est arrêtée au-dessus du détroit abdominal, l'occiput répondant à la partie supérieure et interne de la cavité cotiloïde gauche, si l'on a jugé le forceps nécessaire, on introduit la main gauche, graissée, dans le vagin, pendant une contraction utérine. Si l'orifice n'est pas assez dilaté, et qu'il ne permette l'introduction que d'un ou deux doigts, on s'en sert pour élargir l'orifice, et si son bord est assez souple pour laisser pénétrer la main entière, dans l'intervalle de deux contractions, on explore toute la circonférence de la tête du fœtus, pour estimer son volume, sa position, l'état des sutures et fontanelles. On place ensuite la main gauche entre l'utérus et la joue droite du fœtus; on prend de la main droite la branche femelle du forceps, on la saisit comme une plume à écrire, et, après l'avoir chauffée et graissée en dehors, on la conduit le long de la paume de la main gauche, jusqu'à ce qu'il se trouve quatre à cinq pouces de la cuiller au-dessus du détroit abdominal. Les doigts de la main gauche servent à amener la cuiller à la partie interne de la cavité cotiloïde droite, et à l'appliquer sur le côté droit de la tête parallèlement au diamètre sus-occipito-mentonnier. On donne cette branche à tenir à un aide; on retire la main gauche pour introduire la droite dans le vagin et dans l'utérus, en suivant la symphyse ilio-sacrée gauche ; on prend la branche mâle de la main gauche; on la conduit par-dessous la branche femelle, le long de la paume de la main droite, entre le côté gauche de la tête du fœtus et l'intérieur de l'utérus ; on retire la main droite pour saisir de chaque main une des branches du forceps ; on les place parallèlement, puis on les rapproche pour les croiser ; on engage le pivot dans l'ouverture de la branche femelle, et l'on tire la plaque à coulisse pour les fixer. Si l'on ne peut y parvenir, c'est que la tête est mal saisie, ou que quelques plis de la peau, ou peut-être l'oreille, empêchent de fermer l'instrument. Il faut séparer les deux branches, les faire un peu glisser sur la tête, pour effacer ces plis, et la mieux embrasser. Dans cette position de l'instrument, la tête du pivot regarde l'aine gauche de la femme. On enveloppe les manches avec un linge ou une serviette ; on les saisit en-dessus, près des crochets, avec la main droite ; on empoigne l'instrument au-dessous de la jonction avec la gauche, dont l'indicateur et le doigt du milieu sont portés sur le front, pour s'assurer de sa position et le faire remonter, s'il est trop descendu. On serre l'instrument, pour affermir la tête, s'il ne faut que l'extraire, ou pour la comprimer, s'il est nécessaire ; puis on tire dans cette direction pour faire descendre la tête dans l'excavation, en suivant l'axe du détroit abdominal ; on tourne ensuite le pivot en-dessus sous la symphyse, pour placer la face dans la courbure du sacrum ; on tire encore un peu, suivant l'axe du détroit abdominal, jusqu'à ce que la tête soit entre les tubérosités sciatiques ; on relève les manches du forceps, à mesure que l'occiput s'engage sous la symphyse des pubis ;

on tire suivant l'axe du détroit périnéal, pour dégager la face, et lorsqu'elle est sortie, ainsi que toute la tête, on lève les crochets devant la symphyse, et on les écarte un peu pour dégager la tête. L'opération finie, on extrait avec les mains le tronc du fœtus, si les forces de la mère ne suffisent pas pour son expulsion.

S'il était impossible d'introduire toute la main gauche pour faire glisser la première branche sur la face du fœtus et l'amener à la partie interne de la cavité cotiloïde droite, et si cette branche, arrêtée par le nez, portait la face à droite et en devant, il faudrait la retirer, pour introduire la branche mâle la première en-dessous et à gauche, comme on vient de le dire; la faire tenir par un aide, qui presse l'occiput contre la branche supérieure du pubis gauche; introduire ensuite la branche femelle avec la main droite par-dessus la branche mâle, pour la faire passer plus facilement sur la face, et la ramener à la partie interne de la cavité cotiloïde droite; rapprocher les deux branches, fermer l'instrument, et terminer comme ci-dessus.

2.e Application.

L'occiput se trouve au-dessus de la symphyse ilio-sacrée droite. La branche femelle est conduite de la main droite, comme ci-dessus, et dirigée par la main gauche, qui la fait glisser aisément sur l'occiput arrondi, pour la placer à droite et en devant, entre l'utérus et le côté gauche de la tête du fœtus, de manière que la petite courbure réponde à la face : on introduit de la main gauche la branche mâle; on fixe l'instrument, on le saisit, et on tire la tête, comme dans le cas précédent, pour la faire descendre dans l'excavation ; on tourne l'occiput dans la courbure du sacrum, et lorsque la tête est parvenue au-dessus des tubérosités sciatiques, on tire, en suivant l'axe du détroit périnéal, et on relève les crochets beaucoup plus tôt, parce qu'il faut faire remonter la face derrière la symphyse des pubis, pour faire glisser l'occiput sur le périnée et le dégager le premier devant la fourchette. Comme dans cet accouchement la face vient en-dessus, l'occiput volumineux distend fortement le périnée, qui pourrait être rompu, si on ne redoublait pas d'attention, afin de ramener la peau, de rapprocher un peu les genoux, et de diminuer la flexion des cuisses, en même temps qu'un autre aide soutient le périnée, en le portant en devant, sans trop le comprimer. Quelquefois on est obligé de passer la main gauche au-dessus de l'instrument, pour presser avec deux doigts sur le front, afin de le faire remonter derrière la symphyse des pubis, s'il était trop descendu. A cet effet on diminue un peu la compression de la tête, afin qu'elle puisse être mue plus facilement entre les deux cuillers.

3.e APPLICATION.

Si l'occiput est au-dessus de la partie interne de la cavité cotiloïde droite, on conduit la branche mâle avec la main gauche le long de la paume de la main droite, placée entre l'utérus et la tête : l'indicateur de la main droite presse sur le bord convexe de la cuiller, pour la conduire à la partie interne du trou ovalaire gauche, et l'appliquer sur le côté gauche de la tête. Lorsque la branche y est bien fixée, on la fait tenir par un aide, et on retire la main droite pour porter la main gauche, le long de la symphyse ilio-sacrée droite, entre l'utérus et le côté droit de la tête : on fait glisser la branche femelle avec la main droite dans la paume de la main gauche, jusqu'à ce que l'extrémité de la cuiller soit placée près de l'angle de la mâchoire inférieure du côté droit : on retire la main gauche, pour prendre une branche de chaque main ; on les rapproche, on les joint, et on ferme l'instrument, dont on enveloppe les manches, qu'on saisit de la main gauche au-dessus des crochets : on l'empoigne, au-dessous de la jonction, avec la main droite, dont deux doigts sont alongés jusque sur le front, pour reconnaître ou changer sa position : on tire dans cette direction pour faire franchir le détroit abdominal à la tête ; puis on lui imprime un mouvement de rotation de droite à gauche, pour amener l'occiput derrière la symphyse des pubis ; et on termine l'extraction de la tête, en faisant suivre au diamètre sus-occipito-mentonnier l'axe du détroit périnéal. Lorsque la tête est sortie, on relève les crochets de l'instrument, en écartant un peu les cuillers pour dégager la tête.

Si on éprouvait trop de difficulté à faire passer la branche mâle par-devant la face, on la retirerait pour introduire la branche femelle la première en arrière et à droite ; on la ferait tenir par un aide intelligent, qui fixerait la tête au-dessus du pubis droit, ce qui faciliterait ensuite l'application de la branche mâle à gauche et en devant.

4.e Application.

Lorsque l'occiput est au-dessus de la symphyse ilio-sacrée gauche, on introduit avec la main gauche la branche mâle, dirigée par la main droite, qui la fait glisser sur l'occiput, et la place sur le côté droit de la tête, la petite courbure tournée vers la face. On conduit avec la main droite la branche femelle devant la symphyse ilio-sacrée droite; on la fixe avec la main gauche sur le côté gauche de la tête, et, après avoir joint et fixé l'instrument, on fait descendre la tête dans l'excavation; on tourne l'occiput dans la courbure du sacrum, et on termine, comme dans la troisième application, ayant soin de prendre, pour le périnée, toutes les précautions indiquées lorsque l'occiput vient en-dessous.

Dans ces deux dernières positions on éprouve quelquefois de la peine à imprimer à la tête le mouvement de rotation qui doit amener la face ou l'occiput dans l'excavation du sacrum, ce qui dépend ordinairement de matières accumulées dans le rectum. Pour éviter cet inconvénient, on aura fait précéder d'un lavement l'application du forceps, si les accidens ne s'y opposent pas, ou bien on fera l'extraction de ces matières avec les doigts ou une curette.

5.e Application.

Le diamètre occipito-frontal est parallèle au diamètre sacro-pubien, et l'occiput est au-dessus de la symphyse des pubis; la tête est arrêtée au-dessus, ou enclavée dans ce détroit. Dans le premier cas, elle est assez mobile au-dessus du détroit et dans la position la plus favorable pour l'application du forceps. La main droite dans l'utérus, appliquée sur la joue gauche, sert à diriger la branche mâle, conduite par la main gauche, le long du côté gauche du bassin : on retire la main droite, pour porter à droite la main gauche, qui dirige sur le côté droit de la tête la branche femelle poussée par la main droite. On prend une branche de chaque main, et, lorsqu'on les a placées parallèlement à la même hauteur, on ferme l'instrument : on l'empoigne de la main droite placée au-dessus des crochets, et de la main gauche au-dessous de la jonction. On pourrait tirer dans cette direction, et faire descendre la tête jusqu'au-dessus du détroit périnéal, ce à quoi l'on parviendrait, en soulevant un peu le front pour faire descendre l'occiput. Le plus souvent on est obligé de réduire cette cinquième position à la première, et de terminer comme on l'a fait pour celle-ci.

Mais, lorsque la tête est enclavée, il faut porter les cuillers moins haut d'un pouce environ, et, après avoir saisi la tête, il faut prendre garde de la tirer dans cette direction, de crainte de l'écraser. A cet effet, il ne faut pas la serrer entre les branches du forceps, mais l'ébranler par de petits mouvemens latéraux, en la repoussant de bas en haut, et, lorsqu'on l'a désenclavée, on tourne un peu l'occiput à gauche, pour réduire à la première position ; on serre les branches, et on se conduit comme pour cette position.

6.e Application.

L'occiput se trouve au-dessus de l'angle sacro-vertébral. On saisit la tête avec les deux branches du forceps, en suivant les procédés indiqués dans la position précédente. Il n'y a de différence que dans le rapport de la petite courbure, qui, dans ce cas, répond à la face, et, avant d'engager la tête dans l'excavation, on tourne l'occiput devant la symphyse ilio-sacrée droite; après quoi le reste de l'opération est subordonné aux règles prescrites pour la deuxième position.

Si la tête est enclavée, on la repousse un peu avec le forceps, pour la réduire à la deuxième position, et on se conduira comme ci-dessus.

Quand il serait possible de désenclaver la tête avec la main dans ces deux positions, il faudrait y renoncer, non-seulement parce qu'on y perdrait du temps, mais encore parce qu'il serait moins facile d'appliquer le forceps, lorsque la tête serait placée obliquement, que dans la position où elle se trouve.

7.e APPLICATION.

Dans celle-ci, l'occiput est placé au-dessus de l'extrémité gauche du diamètre iliaque, auquel est parallèle le diamètre occipito-frontal de la tête du fœtus. Lorsqu'elle n'est qu'arrêtée, on porte de la main droite la branche femelle dans la paume de la main gauche placée au-dessus de la symphyse ilio-sacrée droite, entre la tête et l'utérus : on presse avec l'indicateur de la main gauche sur le bord convexe de la cuiller, pour la faire passer par-dessus la face, parcourir le côté droit du bassin et arriver derrière la symphyse des pubis. On fait tenir cette branche par un aide, presque perpendiculairement à l'horizon; on prend de la main gauche la branche mâle, et on la conduit le long de la paume de la main droite placée dans la courbure du sacrum, pour en faire pénétrer quatre pouces au moins au-dessus de l'angle sacro-vertébral, entre l'utérus et le côté gauche de la tête. On ferme l'instrument, et on soulève un peu la tête, pour réduire cette septième position à la première.

Quoique beaucoup d'accoucheurs conseillent cette manœuvre, je ne sais s'ils l'ont suivie à la lettre, lorsque la tête est tout-à-fait transversale. On éprouve alors de grandes difficultés pour faire parcourir à la branche femelle presque la moitié droite de la circonférence de l'entrée de la cavité pelvienne; presque toujours on accroche le nez, qui, s'engageant dans la fenêtre, arrête l'instrument; et si l'on persiste à vouloir conduire la cuiller sous la symphyse des pubis, on réduit cette septième position à la quatrième; la face se tourne en devant, et l'accouchement est plus long et plus pénible. Si l'on n'a posé qu'un doigt entre la tête et l'utérus, on peut ne pas s'apercevoir de ce changement; la tête se trouve mal saisie, et on lui a fait décrire environ un quart de cercle, en portant la face derrière la symphyse. Si le tronc n'a pas suivi le mouvement imprimé à la tête, le cou a éprouvé une torsion qui a pu devenir funeste au fœtus. La tête est prise alors par son diamètre occipito-frontal, qu'on a amené dans la direction du diamètre sacro-pubien. Comme ce grand diamètre de la tête ne peut passer par le petit diamètre du détroit abdominal, on tourne le pivot obliquement en devant et à gauche, dans l'intention de réduire à la première position la tête, qui se trouve alors dans la quatrième; et lorsque, descendue dans l'excavation, on veut tourner le pivot en-dessus pour faire passer la face dans la courbure du sacrum, on a placé le diamètre occipito-frontal dans la direction du diamètre sciatique du détroit périnéal: si l'on s'obstine à faire passer ce diamètre de quatre pouces et un quart par une ligne du bassin qui n'a pas quatre pouces, on court risque de blesser ou contondre la face, et même on peut écraser la tête.

En supposant que l'on soit assez heureux pour faire parvenir la branche femelle sous la symphyse des pubis, il est presque impossible de glisser l'autre devant le centre de l'angle sacro-vertébral : elle reste sur le côté gauche de cette éminence, et la tête, prise obliquement, empêche de fermer l'instrument. Combien d'accoucheurs de bonne foi n'avoueraient-ils pas avoir éprouvé cet accident !

D'autres fois une branche arrive sous la symphyse, l'autre devant le sacrum ; on tourne l'occiput un peu en devant et à gauche, pour réduire à la première position, et lorsque la tête est attirée diagonalement dans l'excavation, on ne peut faire passer la face dans la courbure du sacrum : on retire l'instrument pour laisser reposer la femme ; on le réapplique, et l'on éprouve encore les mêmes difficultés, qui dépendent de ce que la face a plus de tendance à se tourner en-dessus qu'en-dessous.

L'embarras dans lequel m'a mis un pareil cas, comme le prouve la 15.e observation, m'a fait remplacer ce procédé par le suivant. J'introduis la branche mâle la première devant la symphyse ilio-sacrée gauche ; je la place sur le côté gauche de la tête, et je dirige l'occiput obliquement en devant pour réduire à la première position ; je fais tenir par un aide, avec cette branche, la tête appliquée contre la branche supérieure du pubis gauche, et je conduis plus aisément la branche femelle devant la face, pour la faire arriver sur le côté droit de la tête : le reste se fait comme pour la première position. Les avantages de ce procédé me l'ont fait souvent employer avec succès pour la première, la troisième et la huitième position.

L'enclavement de la tête dans cette position est bien plus fâcheux que dans la cinquième et la sixième. Dans ces deux dernières, après le désenclavement et après avoir réduit la cinquième à la première, ou la sixième à la seconde, on fait descendre, sans beaucoup de difficulté, la tête dans l'excavation, parce que le diamètre sacro-pubien a au moins trois pouces, et on tire la tête dans le sens où on l'a saisie, après avoir seulement changé sa direction. Dans cette septième, au contraire, on est forcé d'appliquer la branche mâle sur l'occiput, et la branche femelle sur la face. Après avoir réuni les deux branches, on se sert du forceps comme d'un repoussoir, avec lequel on ébranle la tête, sans la comprimer; et lorsqu'on l'a portée au-dessus des deux points entre lesquels elle était si étroitement serrée, au lieu de sortir les deux branches pour les réintroduire et prendre la tête suivant son diamètre pariétal, comme le conseillent les accoucheurs, il vaut mieux, après avoir placé la tête diagonalement, saisir l'instrument de la main gauche, introduire la main droite par-dessous le forceps, jusqu'au-dessus du détroit abdominal, retirer la branche femelle avec la main gauche, qui s'empare ensuite de la branche mâle, que la main droite place sur le côté gauche de la tête, dont on dirige l'occiput obliquement en devant. On fait tenir la tête, dans cette position, par un aide, auquel on confie la branche mâle; puis, avec la main droite, on conduit de nouveau la branche femelle le long de la main gauche, qui la dirige sur le côté droit de la tête. On ferme l'instrument; on comprime la tête graduellement, et assez long-temps, si les accidens n'y mettent point d'obstacle, pour la faire passer par un détroit aussi serré sans l'écraser et par conséquent sans faire périr le fœtus.

Je rapporterai une observation (n.° 18), qui prouvera que, dans cette position transversale, j'ai introduit les deux branches avec la main gauche, et qu'avec la main droite je les ai placées convenablement.

8.e Application.

Tout ce qui a été dit pour la septième position, est applicable à celle-ci, avec cette différence cependant, que, suivant le précepte de Baudelocque, il faut introduire, avec la main gauche, la branche mâle la première, et l'amener derrière la symphyse des pubis, puis glisser la branche femelle en-dessous, le long du sacrum, avec la main droite. Mais les difficultés énoncées dans la septième position se trouvent encore ici ; et l'expérience nous a prouvé qu'on ne parvient à les vaincre qu'en introduisant d'abord la branche femelle en-dessous, pour réduire la tête à la troisième position, puis terminer, comme on l'a prescrit plus haut.

Dans le cas d'enclavement, on saisit la tête en appliquant la branche mâle sur la face, et la branche femelle sur l'occiput. Après avoir repoussé la tête au-dessus du détroit abdominal, on introduit la main gauche du côté droit du bassin, pour soutenir la tête ramenée à la troisième position; on retire la branche mâle, et l'on place convenablement la branche femelle ; on réintroduit de la main gauche la branche mâle, que la main droite dirige devant la symphyse ilio-sacrée gauche, pour la pousser entre la partie interne de la cavité cotiloïde gauche et le côté gauche de la tête; puis on ferme l'instrument, pour comprimer la tête suffisamment, et l'extraire comme dans la troisième position.

Si l'on pouvait, dans ces deux dernières positions, désenclaver la tête avec la main, on en tirerait un grand avantage. Il faudrait, dans la septième position, introduire la main droite en pronation, soulever la tête, sur le côté gauche de laquelle on ramènerait la main pour y placer la branche mâle, et par le moyen d'un aide soutenir la tête ramenée à la première position; puis on suivrait les préceptes qu'on a donnés pour cette position. Mais, pour la huitième position, la main gauche, en pronation, saisira la tête en plaçant les doigts sur l'occiput et le pouce sur le front. La tête, soulevée et ramenée à la troisième position, y sera maintenue par la branche femelle, conduite avec la main droite en-dessous. La main gauche fera pénétrer la branche mâle vers la symphyse ilio-sacrée gauche, et la fera avancer jusqu'à la partie interne de la cavité cotiloïde gauche. Les branches réunies, et l'instrument fixé, on le saisira de la main gauche au-dessus des crochets, de la main droite au-dessous de la jonction; on tournera la face en-dessous, et l'on comprimera suffisamment la tête pour l'extraire sans danger pour le fœtus.

Application du forceps dans l'excavation et au détroit périnéal.

Lorsque la tête est arrêtée ou enclavée dans l'excavation ou au détroit périnéal, elle affecte toujours une des huit positions décrites pour le détroit abdominal, et les deux mains s'emploient de la même manière que nous l'avons dit ci-dessus;

et, comme la tête est peu éloignée du passage, il suffira d'introduire un ou deux doigts pour explorer sa circonférence. Dans beaucoup de cas même il serait impossible de faire pénétrer la main entière, si les efforts de la mère poussaient vigoureusement vers le bas.

Il ne faut pas négliger, dans ces recherches, de s'assurer du rapport de la tête avec l'utérus et le vagin : car, lorsque la tête sort de l'utérus au moment où elle franchit le détroit abdominal, elle se trouve alors tout entière dans le vagin, ou bien le cercle utérin embrasse le menton avec le cou. D'autres fois la tête est encore toute coiffée par l'utérus, qui est descendu devant elle: dans ce dernier cas on fait pénétrer aisément le forceps entre la tête et l'utérus; mais, lorsque cet organe retient encore le menton avec le cou, il faut avec le doigt repousser l'utérus au-dessus du menton, pour ne pas pincer avec l'extrémité des cuillers la portion de l'utérus qui est sur les côtés de la mâchoire inférieure. Lorsque toute la tête est dans le vagin, et l'utérus déjà resserré autour du cou, il est impossible de pincer cet organe avec le forceps; mais, si on le poussait trop avant, on pourrait blesser le vagin à son union avec l'utérus.

On suit, pour l'introduction des mains, des branches de l'instrument, et pour leur direction, les règles prescrites ci-dessus; en observant que, la tête étant bien plus basse, on doit moins enfoncer la main et l'instrument, et ne suivre que l'axe du détroit périnéal.

Mais, comme ce détroit ne présente pas pour l'extraction de la tête les mêmes avantages que le détroit abdominal, il faut se rappeler ce que nous avons dit de l'usage du forceps relativement au détroit inférieur, et au rapport des différens diamètres de ce détroit avec ceux de la tête du fœtus. Lorsque la tête s'enclave par son diamètre pariétal dans le diamètre sciatique, ou par son diamètre occipito-frontal dans le diamètre cocci-pubien de ce détroit, quelle que soit la direction qu'on fasse prendre à la tête avec le forceps, on la tirera toujours, *ainsi que les branches du forceps,* par un diamètre trop étroit, et toutes les conditions seront défavorables à la conservation du fœtus.

Application du forceps sur la tête, lorsque le tronc est sorti.

Il n'est point d'accoucheur un peu versé dans la pratique, qui ne se soit convaincu par plusieurs observations, que la tête, sortant la dernière, peut affecter, au-dessus du détroit périnéal, dans l'excavation ou au-dessus du détroit abdominal, les huit positions décrites pour la tête s'avançant la première. Il doit donc s'ensuivre de même huit modes d'application du forceps. On n'a pas cru devoir les confondre avec les précédens, parce qu'ils exigent de la part de l'accoucheur et des aides des procédés différens, qu'on ne pouvait faire connaître que par des descriptions particulières.

Dans l'accouchement par les fesses, quand le tronc est sorti et les bras abaissés, la tête peut être arrêtée au-dessus du détroit périnéal, dans l'excavation, ou au-dessus du détroit abdominal. Dans ces circonstances, qui sont toujours fâcheuses et souvent mortelles pour le fœtus, il ne faut pas tirer sur les épaules avec trop de force, de crainte d'alonger outre mesure les ligamens des vertèbres et de luxer ces os. Si l'on parvient jusqu'à la face, et qu'on abaisse trop la mâchoire inférieure avec un ou deux doigts introduits dans la bouche, on peut la luxer : si, pour changer la direction de la tête, on imprime un mouvement de rotation trop étendu au cou, on peut le tordre : si l'on persiste à vouloir faire l'extraction de la tête, malgré tous les obstacles qui se présentent, on arrache le tronc, et la tête reste seule dans l'utérus ou dans le vagin : enfin, si l'on perd du temps à exécuter toutes les manœuvres indiquées, le tronc du fœtus reste exposé à l'impression irritante de l'atmosphère, le sang et les humeurs sont refoulés vers l'intérieur ; les battemens du cordon s'affaiblissent, ils cessent ; les convulsions se manifestent au bas-ventre, au diaphragme et aux membres ; le fœtus périt bientôt, ou s'il donne quelque signe de vie après la naissance, on réussit rarement à établir complétement la respiration, à cause du désordre général qui a eu lieu. Après avoir pris toutes ces causes en considération, on sentira la nécessité de recourir le plus promptement possible à l'application du forceps, lorsque le tronc est sorti, et que le fœtus a séjourné quelques instans dans cette position.

Beaucoup d'accoucheurs hésitent à l'employer dans ce cas, parce que son application est effectivement plus difficile, quelquefois même impossible, si la tête est arrêtée au-dessus du détroit abdominal. Lorsque le tronc est sorti, les assistans croient que la tête doit passer de même, de sorte qu'ils attribuent au forceps la perte du fœtus, lorsqu'on n'a pu le retirer vivant.

Il est cependant vrai qu'on extrait assez facilement la tête, quand elle a été bien saisie, quand elle n'est pas trop volumineuse, et que le bassin n'est pas trop étroit. Mais, avant de commencer cette opération, il faut avoir eu la précaution d'envelopper le tronc et les membres supérieurs avec une serviette chaude, et de confier le tout à un aide intelligent qui fasse suivre au tronc les mouvemens qu'on imprime à la tête.

Si la tête est descendue au-dessus du détroit périnéal, et que, 1.°, la face soit en-dessous et dans l'excavation du sacrum, on abaisse le menton, pour mettre la bouche en communication avec l'atmosphère, et le fœtus à même de respirer. On fait soutenir par un aide le tronc relevé sous la symphyse des pubis : on introduit la branche mâle à gauche du bassin et la branche femelle à droite, on les réunit, et on ferme l'instrument : quelquefois, avant de serrer la tête, on porte deux doigts derrière la symphyse des pubis pour relever l'occiput et faire descendre le menton : on proportionne la compression au volume de la tête ou à l'étroitesse du diamètre sciatique ; puis on tire la tête suivant l'axe du détroit périnéal, en faisant soutenir le périnée par un autre aide, pour en éviter la rupture.

2.° Si la face répond à la symphyse ilio-sacrée droite, on fait soutenir le tronc au-dessous de l'aine gauche ; on introduit la branche femelle en arrière et à droite, pour l'amener entre le côté gauche de la face et la partie interne du trou sous-pubien droit : la branche mâle, conduite devant la symphyse ilio-sacrée gauche, est placée sur le côté droit de la face : de la main droite on saisit l'instrument au-dessus des crochets, de la main gauche au-dessous de la jonction ; on tourne la face en-dessous, et on termine comme ci-dessus.

3.° Quand la face répond à la symphyse ilio-sacrée gauche, on fait soutenir le tronc au-dessous de l'aine droite; la branche mâle, introduite à gauche du bassin, est placée sur le côté droit de la face, la branche femelle entre la symphyse ilio-sacrée droite et le côté gauche de la tête : de la main gauche on saisit le forceps au-dessus des crochets, de la main droite sous la jonction; on tourne la face en-dessous, et on extrait la tête.

Si la face était en-dessus, on ferait soutenir le tronc sur le périnée, et on introduirait l'instrument par-dessus le fœtus, la petite courbure des branches répondant à la face. Si la face est, 1.° sous la symphyse des pubis, 2.° à gauche, ou 3.° à droite de la symphyse, on introduit les branches comme on l'a dit lorsque la face est en-dessous, avec cette différence, que la face doit être ramenée en-dessus, comme dans les deux cas précédens on la dirigeait en-dessous.

Transversalement placée au-dessus du détroit périnéal, la tête présente l'occiput à gauche ou à droite. Dans le premier cas on conduira la branche femelle à la partie interne de la symphyse des pubis, et la branche mâle dans la courbure du sacrum. On saisira les crochets de la main droite et l'instrument au-dessous de la jonction avec la main gauche; et, avant de tirer la tête, on tournera la face en-dessous. Dans le deuxième cas on introduira la branche mâle avec la main gauche à la partie interne de la symphyse des pubis, la branche femelle avec la main droite suivant la courbure du sacrum; après les avoir réunies et fixées, on saisira de la main gauche les crochets; on portera la main droite sous la jonction de l'instrument, on tournera la face en-dessous, et on terminera comme ci-dessus.

Si dans le détroit périnéal la tête s'enclavait par son diamètre occipito-frontal dans le diamètre sciatique, la manière d'introduire les branches serait la même que lorsque la tête est arrêtée dans la même direction : après l'avoir saisie sans la comprimer, on la remonterait assez pour faire passer la face en-dessous, et l'extraction en serait facile. Mais, si le bassin était conique, et que le diamètre occipito-frontal fût enclavé dans le diamètre cocci-pubien, ou le diamètre pariétal dans le diamètre sciatique, il n'y aurait aucun espoir à fonder sur l'application du forceps, parce qu'on ne pourrait pas parvenir à extraire la tête sans l'écraser, et la mort du fœtus en serait la suite.

La tête peut s'arrêter tout entière au-dessus du détroit abdominal : lorsque le menton est déjà descendu dans l'excavation, la tête peut être arrêtée dans ce détroit supérieur à la hauteur du nez ou du front. Les difficultés s'accroîtront en raison de son éloignement du détroit inférieur, parce que les épaules, plus ou moins serrées contre la vulve, s'opposeront à l'introduction de la main et à la direction méthodique des branches du forceps. Cependant, lorsque la face est en arrière, le cou est assez long, et le renversement du tronc sur la tête assez étendu et assez facile, pour qu'on puisse glisser une main dans la courbure du sacrum, et diriger les branches sur les parties latérales de la tête, en suivant les préceptes indiqués pour les mêmes positions au-dessus du détroit périnéal; on n'oubliera pas, cependant, qu'il faut pousser les cuillers beaucoup plus haut, et leur faire suivre la direction de l'axe du détroit abdominal. Le tronc, soutenu par un aide au-dessous de la symphyse, et la tête placée obliquement au-dessus du détroit abdominal, on la tire dans cette direction jusqu'au-dessus du détroit périnéal, puis on place la face en-dessous. Mais, si la face était directement en-dessous, on remédierait à cette position vicieuse, en la tournant obliquement à droite ou à gauche, suivant le côté vers lequel elle aurait le plus de tendance à se porter, ou, dans le cas de difformité du bassin, vers l'extrémité la plus étroite du diamètre oblique, pour faire descendre l'occiput du côté le plus large du bassin.

Quand, au contraire, la face est en devant, et que le menton est arrêté au-dessus des pubis, il est impossible de passer les branches du forceps au-dessus de la poitrine du fœtus. Dans ce cas le professeur Baudelocque a proposé d'appliquer le forceps par-dessous le tronc du fœtus, pour faire descendre la tête dans l'excavation, et de retirer ensuite l'instrument, pour la saisir par-dessus le tronc. Mais, comme en pareille circonstance le fœtus aurait presque toujours perdu la vie avant qu'on en eût fait l'extraction, il ne faudrait pas oublier que la conservation de la mère nous dicte tous les ménagemens possibles. La tête ne descendra point tant que le menton restera accroché au-dessus de la symphyse des pubis.

Si l'on répugne à admettre l'enclavement de la tête au détroit abdominal, parce que les contractions utérines seraient trop faibles, ou parce que l'utérus, vidé et resserré en grande partie, ne présenterait pas aux muscles de l'enceinte abdominale un point d'appui suffisant pour que cet accident eût lieu, on conviendra du moins que, si l'on tire imprudemment sur une tête arrêtée par le front et l'occiput dans le diamètre sacro-pubien, on l'enclavera, si préalablement on ne l'a pas placée obliquement ; et, dans ce cas, après l'avoir saisie par-dessous le tronc, on la repousserait un peu pour en changer la direction. Mais, si pareil malheur était arrivé, le bassin étant assez étroit pour que la tête pût être enclavée par son diamètre pariétal, le praticien le plus instruit jugera aussitôt qu'il n'y a d'autre parti à prendre que de séparer le tronc d'avec la tête, pour opérer ensuite l'excérébration et pour désarticuler les os de la tête, afin de débarrasser complétement la mère de ce corps étranger.

Ce procédé, cruel au premier aspect, n'aura plus rien d'effrayant, lorsqu'on se sera convaincu de la mort du fœtus, qui aura eu lieu avant l'enclavement complet de la tête.

Application du forceps sur la tête restée seule dans l'utérus.

Lorsque, après avoir arraché le tronc, on a laissé la tête dans l'utérus, il convient rarement d'en confier l'expulsion à la nature. Il est cependant quelquefois nécessaire de laisser reposer la femme, et d'employer des moyens propres à calmer l'irritation de l'utérus, qui, fortement contracté sur la tête, la serre si étroitement qu'on ne peut pas y introduire la main. D'autres fois l'utérus, aussi mobile que la tête, obéit à tous les mouvemens que la main lui imprime, et le forceps ne peut être appliqué convenablement ni solidement. Mais, s'il existe une hémorrhagie entretenue par le décollement total du placenta, il faut s'empresser de l'extraire, afin d'en faire de même de la tête, et de sauver la femme, qui serait victime du moindre retard. Si le placenta n'était décollé que dans une petite portion de son étendue, on commencerait par l'extraction de la tête. Mais, si la tête a été entraînée jusque dans l'excavation, et que, d'après la connaissance des rapports de ces parties, elle puisse encore être extraite avec le forceps, avant de l'appliquer, on dirigera la face en-dessous, on saisira la tête transversalement, on abaissera le menton, s'il est nécessaire, avec deux doigts de la main qui est en-dessous ; puis, on les passera au-dessous de la symphyse des pubis, pour garantir la paroi antérieure du vagin des excoriations ou déchirures qui pourraient être produites par les pointes des vertèbres à découvert. Le trou occipital, se trouvant en bas, présenterait une voie facile pour l'excérébration, après laquelle on pourrait diminuer l'épaisseur de la tête par une compression plus forte.

Mais, quand une tête de volume ordinaire est restée au-dessus d'un détroit abdominal qui n'a que deux pouces et trois quarts de diamètre sacro-pubien, en la saisissant parallèlement au diamètre sus-occipito-mentonnier, la petite courbure tournée vers l'occiput et le menton en bas, on la comprimera fortement ; on fera passer le diamètre pariétal dans la direction d'un diamètre ilio-sacro-cotiloïdien, et après avoir amené la tête dans l'excavation, on tournera la face en-dessous, et on terminera l'extraction sans difficulté, parce que dans ce cas le détroit périnéal est ordinairement assez étendu. Si la tête séjournait depuis quelque temps dans l'utérus, la putréfaction qui s'en serait emparée, rendrait l'opération encore plus facile.

Application du forceps après l'hystérotomie.

D'après ce que j'ai dit du forceps en général, on peut juger qu'il ne suppléera jamais l'hystérotomie abdominale, puisqu'au-dessous de deux pouces et trois quarts de diamètre sacro-pubien on n'extraira pas la tête sans l'écraser, à moins que toutes les circonstances favorables de l'observation de Solayrès ne se rencontrent; et on concevra difficilement comment avec le forceps on pourrait engager le diamètre pariétal par une de ses extrémités.

Mais quand l'hystérotomie vaginale est devenue nécessaire par l'endurcissement des fibres qui bordent l'orifice, ou par son oblitération presque complète après un accouchement fâcheux, comme le prouve la 29.e observation, il faudra se conformer, pour l'application du forceps, aux règles prescrites pour chacun des cas précédens. L'accoucheur aura le plus grand soin, pendant l'opération, de diriger ses mouvemens et modérer ses tractions, de manière à ménager l'utérus, et à le déchirer le moins possible dans la direction des incisions qu'il y a pratiquées. Toutes ces précautions ne sont exigibles que pour faire franchir l'orifice utérin à la tête, et lorsqu'elle est amenée dans l'excavation, on se hâte de l'extraire, à moins que quelque obstacle ou accident ne force de ralentir l'extraction : dans ce cas on se conduira comme il a été prescrit pour le détroit périnéal.

Application du forceps après la synchondrotomie pubienne.

N'ayant jamais eu occasion de faire ni de voir faire la section du cartilage de symphyse des pubis sur la femme vivante, je me bornerai à présenter quelques doutes.

Cette opération doit-elle être pratiquée lorsque la tête est arrêtée par son diamètre occipito-frontal dans le diamètre sacro-pubien ? Je n'en crois rien, si ce diamètre a deux pouces dix lignes, parce qu'en changeant la direction de la tête, et soutenant la compression, on aura le fœtus entier et vivant avec le forceps, comme on l'a prouvé plus haut. Si, au contraire, la tête est enclavée dans la même direction, et s'il est impossible de la repousser assez pour la désenclaver, la section de la symphyse convient : on prend la tête, comme elle se trouve, avec le forceps, et on la fait descendre dans l'excavation. Ce cas doit être extrêmement rare.

La tête étant enclavée par son diamètre pariétal dans le diamètre sacro-pubien du détroit abdominal, on pourrait encore tenter cette opération, si la femme conservait des forces et avait des contractions assez puissantes pour expulser la tête. Mais, s'il fallait appliquer le forceps après un écartement des pubis, tel qu'il ne compromettrait pas les symphyses postérieures, comment extraire la tête, sans qu'une des branches du forceps ne s'engage dans l'écartement des pubis, et comment mettre l'utérus et la vessie à l'abri des lésions que leur ferait éprouver la pression de l'instrument contre les angles des os ?

Lorsque l'obstacle à la sortie de la tête dépend de l'étroitesse du diamètre sciatique du détroit périnéal, et qu'on pourrait craindre d'écraser avec le forceps la tête d'un fœtus vivant, la section du cartilage de symphyse, faite avant que la mère ait été affaiblie par la longueur du travail, ne laisse que des chances heureuses pour la conservation des deux individus. Mais il faudrait faire soutenir les hanches de la femme, de crainte qu'il ne s'ensuivît un trop grand écartement entre les pubis et des déchiremens dans les symphyses postérieures.

Application du forceps sur les fesses.

On peut bien prendre les fesses pour la tête. La méprise est facile, si l'utérus, fortement contracté autour des fesses, les a serrées au point d'effacer le sillon qui les sépare, et si l'accoucheur a exploré superficiellement la tumeur : mais, s'il a introduit la main assez avant pour en parcourir toute la circonférence, les doigts rencontrent bientôt les cuisses fléchies sur le bassin, et il n'y a plus de doute sur la présence des fesses.

Le bassin du fœtus à terme et bien conformé a de deux pouces et un quart à deux pouces et demi de diamètre sacro-pubien, et trois pouces et un quart à trois pouces et demi de diamètre transverse, entre les deux hanches ou les deux trochanters. Si l'on saisit avec le forceps le bassin par son diamètre sacro-pubien, la branche appliquée sur le dos est arrêtée par la colonne vertébrale; celle qui répond au bas-ventre, doit être engagée entre les deux cuisses, et l'extrémité de la cuiller aura déprimé, contus et peut-être déchiré la paroi et les parties contenues dans la cavité abdominale, avant que l'instrument ait trouvé un point d'appui suffisant pour agir comme extracteur. Les deux branches auront glissé, la postérieure en excoriant la peau qui couvre la colonne vertébrale, et l'antérieure jusqu'à ce que l'extrémité de la cuiller soit arrêtée comme un crochet au-dessus de la symphyse des pubis.

Si l'étroitesse du bassin nécessite l'application du forceps sur cette extrémité du fœtus, en supposant qu'on puisse l'extraire, il sera toujours impossible de tirer ensuite la tête avec le forceps, même en l'écrasant ; car elle ne pourra jamais être réduite à l'épaisseur que présente le bassin du fœtus dans son diamètre sacro-pubien.

On n'est jamais autorisé à saisir le bassin par son diamètre transverse, pour l'extraire avec le forceps. Il présente trois pouces et un quart à trois pouces et demi entre les deux hanches et les deux trochanters : on peut obtenir un peu de réduction sur ces derniers, mais les hanches ne cèdent point ; et lorsque le bassin est pris dans cette direction, on tire sur le forceps jusqu'à ce que les extrémités des cuillers soient arrêtées par les crêtes iliaques. Il faut alors faire passer trois pouces et un quart, plus l'épaisseur des cuillers, par un diamètre du bassin de la mère, qui offrira cette étendue dans l'un et l'autre détroit ; et non-seulement il y aura assez d'espace pour faire sortir les fesses sans forceps en allant chercher les pieds, mais après la sortie du tronc la tête pourra même passer, sans l'instrument, par le détroit abdominal, si elle n'est pas trop volumineuse, et si on l'a bien dirigée. Ce ne serait donc que dans le cas où il n'y aurait point de membres inférieurs, et où l'on n'aurait pas pu réussir à faire la version par la tête, qu'on pourrait appliquer le forceps sur les fesses ou plutôt sur le bassin du fœtus.

Que penser après cela de l'obstination avec laquelle un célèbre accoucheur a établi des préceptes « pour appliquer très-utilement le forceps « sur le derrière de l'enfant, lorsque, s'étant pré- « senté le premier, il est logé dans la partie basse « du bassin, et qu'il menace le périnée de déchi- « rement? » Un petit crochet porté sur l'aine serait beaucoup plus avantageux. On en peut dire autant de l'application du forceps, conseillée par le même auteur *pour déclaver les épaules de l'enfant.*

Il y aurait cependant de l'injustice à diriger des reproches trop amers contre cet accoucheur célèbre, à qui nous devons l'heureuse révolution qui s'est opérée en France dans la pratique des accouchemens; et, nous le dirons en passant, dans la critique nous tenons rarement compte des progrès faits dans une science depuis l'époque où écrivait tel auteur, jusqu'à celle où nous vivons.

OBSERVATIONS.

La plupart des observations suivantes appartiennent à la clinique d'accouchemens de la Faculté de médecine de Strasbourg. Elles sont tirées du Journal de clinique, où elles ont été insérées, après avoir été rédigées par les étudians : ce qui ne laisse aucun doute sur leur authenticité. On se convaincra, en les lisant, que nous n'avons point déguisé nos fautes, et qu'elles nous ont conduits, par la réflexion, à changer quelques procédés, et à faire au forceps quelques corrections avantageuses. J'ai tiré plusieurs observations de ma pratique civile;

elles seront marquées d'un astérisque (*) : quoiqu'elles aient précédé l'établissement de la clinique, il m'a paru nécessaire de les publier, parce qu'elles ont déterminé les changemens que j'ai introduits dans la pratique.

Je les ai distribuées d'après l'ordre établi dans le Mémoire pour les différentes positions de la tête et applications du forceps.

Application du forceps au-dessus du détroit abdominal, la tête venant la première.

Application du forceps sur la tête dont l'occiput se trouve dans la première position, c'est-à-dire, au-dessus de la partie interne de la cavité cotiloïde gauche.

1.re Observation (16 Germinal an 6).

* Madame B. était âgée de trente ans, grande et grosse; constitution molle, tempérament lymphatique, vie sédentaire; sa première gestation avait été troublée par des coliques et de la diarrhée. Pendant un travail de trente heures, difficile et douloureux, elle vomit plusieurs fois de la bile verte et un ver. Ayant trouvé le pubis un peu applati et la tête mobile encore au-dessus du détroit abdominal dans la première position, je résolus d'appliquer le forceps conformément au précepte du professeur Baudelocque. Après avoir introduit la branche femelle, de la main droite, le long de la symphyse ilio-sacrée droite, j'éprouvai de grandes difficultés

à la faire passer sur la face, pour l'amener sur la joue droite du fœtus, même en pressant de l'indicateur de la main gauche sur le bord convexe de la cuiller, pour la faire avancer. Je ne réussis qu'après la troisième tentative. La branche mâle glissa facilement devant la symphyse ilio-sacrée gauche : l'instrument fermé et la tête bien saisie, le reste de l'opération fut un peu long, mais facile. Un garçon fort et bien portant offrit sur le nez une contusion et une excoriation légères, produites par le bord concave de la cuiller qu'on avait eu tant de peine à faire passer devant la face. Une fièvre vermineuse puerpérale s'est déclarée, et, au bout d'un mois, la mère a été en pleine convalescence.

2.e Observation.

* Madame C., épouse d'un aide-de-camp, rue des Dentelles, jeune, vigoureuse et sanguine, n'avait point été saignée pendant sa première gestation, fort heureuse malgré les voyages. Appelé cinq à six jours avant sa couche, je conseille une saignée, qu'elle refuse. Le travail s'annonce par des contractions fortes et de vives douleurs. De l'agitation, des cris, des spasmes, prescrivent la saignée, qu'elle ne veut pas permettre. Les convulsions surviennent. Je suis obligé de la prendre plusieurs fois dans mes bras pour éviter le renversement du tronc en arrière, qui me faisait craindre une rupture de l'utérus : pendant ce temps le mari lui tenait les bras, et une sage-femme lui tenait les jambes, parce qu'elle frappait et mordait. Le mari, à qui je fais part de mes craintes, la menace de l'abandonner, si elle n'est pas plus docile. J'apprends alors qu'elle n'est pas sa femme. Cette menace produit

un moment de calme, dont je profite pour appliquer le forceps, comme précédemment. Je tire un enfant vivant, que je saigne par le cordon : la mère se rétablit promptement.

3.e OBSERVATION (26 Messidor an 6).

Catherine Balser, âgée de vingt ans, dans sa première gestation, après un travail de soixante heures, fut accouchée avec le forceps, le 26 à midi. J'éprouvai, comme dans la première observation, beaucoup de peine à faire passer la branche femelle la première par-dessus la face, pour l'amener sur la joue droite du fœtus et à la partie interne de la cavité cotiloïde droite. Cependant le nez ne fut point accroché. Je résolus dès-lors de changer l'ordre d'introduction des branches, comme on le verra ci-après.

La longueur du travail, la cessation des contractions et la faiblesse de la femme, avaient nécessité l'application du forceps.

4.e OBSERVATION (26 Pluviôse an 9).

Salomé Girande, âgée de trente-quatre ans, molle, lymphatique, portant son premier enfant. Le travail commença le 25 après midi, et fut languissant jusqu'au lendemain matin à huit heures : les contractions cessent ; la femme, agitée par la crainte de périr, s'affaiblit, pâlit, et tombe plusieurs fois en syncope. Le toucher fait reconnaître le pubis aplati, et le diamètre sacro-pubien n'ayant que trois pouces et demi. Éprouvant de la difficulté à faire passer la branche femelle sur la face, je la retire aussitôt, pour introduire de la main gauche la branche mâle devant la symphyse ilio-sacrée gauche ; je place avec la main droite la cuiller sur le côté gauche de la tête, que je fais tenir appuyée contre le pubis gauche, en confiant cette branche à un aide. La tête ainsi fixée me permet d'introduire la branche femelle, et de la faire passer facilement devant la face, pour être amenée sur le côté droit de la tête. Environ vingt tractions ont suffi pour l'extraire. La branche femelle avait causé une légère excoriation de l'épiderme sur le côté droit de la tête.

Enfant femelle à terme, vivant et bien portant.

Le décollement partiel du placenta et l'atonie de l'utérus ont donné lieu à une forte hémorrhagie. Extraction du placenta par lambeaux; une portion restée dans l'utérus est sortie le septième jour. Fièvre puerpérale, dont Girande a été rétablie un mois après, ayant couru les plus grands dangers.

5.e OBSERVATION (20 Floréal an 11).

Marie Spœth, âgée de vingt-sept ans, assez forte, mais indolente, portant son premier enfant, entra en travail le matin : deux bains de vapeurs et un lavement facilitèrent la dilatation de l'orifice, dont le pourtour était résistant et tendu. A sept heures du soir, les membranes se rompent; à dix heures, les contractions cessent : la tête n'avance pas, et l'occiput reste au-dessus de la cavité cotiloïde gauche. La branche mâle du forceps est introduite la première en-dessous, la branche femelle à droite; et, l'accord parfait des aides favorisant les précautions que j'avais prises pendant l'introduction, j'ai extrait un fœtus à terme bien portant, sans que la mère se soit aperçue de l'opération.

6.e Observation (10 Nivôse an 14).

Catherine Lecat, âgée de vingt-quatre ans, portant son premier enfant, éprouva des douleurs la veille au matin. Le travail fut long et difficile. Les membranes se rompirent spontanément le 10 au matin, ce qui fut suivi d'une évacuation d'eau bourbeuse et fétide. A dix heures, le fœtus étant un peu engagé dans le détroit abdominal et les contractions de l'utérus ayant cessé, j'appliquai le forceps comme ci-dessus, et j'amenai un fœtus femelle mort et exhalant déjà une odeur fétide. Les suites des couches ont été heureuses.

7.e Observation (23 Août 1806).

Dorothée Kæsbohrer, âgée de quarante-trois ans, bien portante, et dans sa deuxième gestation. Le travail avait commencé la veille dans l'après-midi. Les contractions étaient faibles et lentes. A onze heures du soir, il survient un orage, suivi d'un violent coup de tonnerre; dès ce moment, le fœtus ne fait plus aucun mouvement : les membranes se rompent spontanément pendant la nuit; la dilatation de l'orifice se fait lentement ; le fœtus reste immobile au-dessus du détroit abdominal. Après trente heures d'un travail pénible et fatigant, les douleurs cessent, la femme éprouve quelques lipothymies : j'applique le forceps comme ci-dessus, et je tire un fœtus en état d'asphyxie, ranimé après demi-heure de secours. L'enfant et la mère se sont bien rétablis.

8.e Observation (10 Mai 1806).

Catherine Uhl, âgée de vingt-quatre ans. Deuxième gestation, troublée par des chagrins.

Elle éprouve les premières douleurs vers huit heures du matin : contractions fortes et accélérées ; le travail est difficile et très-douloureux. Vers midi des accidens convulsifs alarmans nécessitent l'application du forceps. La tête, qui était transverse dans la septième position, a été facilement réduite à la première par la branche mâle introduite d'abord. L'extraction a été prompte et facile ; les accidens ont cessé. La mère et l'enfant se portent bien.

9.ᵉ OBSERVATION (15 Mars 1808).

Magdeleine Schæffer, âgée de vingt-trois ans, portant son premier enfant, fatiguée par un travail de deux jours et par quelques coliques, demande le forceps, qu'on applique comme dans les observations précédentes, et on tire un enfant femelle à terme et bien portant.

Application du forceps sur la tête dont l'occiput se trouve dans la troisième position, c'est-à-dire, au-dessus de la partie interne de la cavité cotiloïde droite.

10.ᵉ OBSERVATION (14 Juillet 1806).

*Madame F., près du Corbeau, âgée de vingt-trois ans, petite, brune, bilieuse, vive et impatiente, avait éprouvé pendant sa première gestation plusieurs accidens nerveux, causés par quelques chagrins domestiques. Elle appréhendait l'accouchement ; et, dès le commencement du travail, l'agitation et les spasmes annoncèrent que la parturition, longue et difficile, exigerait l'application du forceps. Après dix heures de contractions et de douleurs, elle consentit à se laisser toucher. Elle était si sensible, qu'il fallut la faire tenir par plusieurs personnes, afin d'empêcher les mouvemens violens des membres, et de pouvoir explorer le bassin et reconnaître la position de la tête. Le diamètre sacro-pubien n'avait guères que trois pouces et demi; l'aine gauche était enfoncée, et la symphyse des pubis un peu à gauche. Elle accepte la proposition du forceps, en recommandant de la bien fixer, de crainte qu'elle ne frappe. La disposition du bassin me prescrivait d'introduire la première la branche femelle en-dessous, devant la symphyse ilio-sacrée droite, afin de porter et fixer l'occiput en devant, pour faire passer plus facilement la branche mâle entre le côté gauche de la face et la partie interne de la cavité cotiloïde gauche. Les mouvemens fréquens du bassin ayant fait glisser l'instrument avant d'être fermé, la peau du fœtus a été coupée dans l'étendue de six lignes sur l'apophyse mastoïde droite. J'ai extrait un enfant mâle, à terme et bien portant : la petite plaie a été promptement cicatrisée.

Depuis ce léger accident, j'ai fait arrondir les angles du bord externe et du bord interne répondant à la fenêtre.

11.e Observation (22 Octobre 1808).

Catherine Heilbrand, âgée de vingt-sept ans et portant son second enfant, molle, lymphatique, et tellement apathique qu'elle ne donnait pas le moindre signe de sensibilité lorsqu'on lui pinçait les cuisses. Après douze heures d'un travail lent, la tête restant toujours mobile dans la troisième position au-dessus du détroit abdominal, et les étudians désirant ardemment voir appliquer le forceps, je saisis cette occasion favorable, bien convaincu que la mère et l'enfant n'auraient pas à souffrir de cette opération. Mes aides bien placés, avec injonction de fléchir les cuisses pendant le premier temps de l'accouchement, et de les étendre un peu en rapprochant les genoux pendant le troisième temps, j'introduisis la branche femelle, la première, en-dessous, puis la branche mâle. Je fermai l'instrument, sans faire entendre le moindre cliquetis ; et tous les mouvemens furent tellement coordonnés, et exécutés avec tant de précision, que l'œil pouvait à peine suivre les détails de l'opération. Enfant mâle à terme, bien portant. Une demi-heure après, en tirant sur le cordon pour avoir le délivre, la femme se plaignit de ce qu'on ne la débarrassait pas de son enfant.

Application du forceps sur la tête dont l'occiput se trouve dans la quatrième position, c'est-à-dire, au-dessus de la symphyse ilio-sacrée gauche.

12.ᵉ Observation (27 Septembre 1808).

Éléonore Herlinger, âgée de vingt ans, dans sa seconde gestation. Après douze heures de travail, le décollement partiel du placenta est suivi d'une forte hémorrhagie. La femme s'affaiblit par la perte de sang ; et comme l'occiput est encore mobile au-dessus de la symphyse ilio-sacrée gauche, avant d'appliquer le forceps, on essaie, mais sans succès, de réduire cette quatrième position à la première, bien plus avantageuse, puisque la face serait venue en-dessous. La branche mâle est introduite la première, de la main gauche, sur le côté droit de l'occiput, et poussée avec l'indicateur de la main droite, entre le côté droit de la tête et la partie gauche et antérieure du détroit abdominal, la branche femelle en-dessous et à droite, les petites courbures répondant à la face. L'instrument fermé et les manches enveloppés ont été saisis de la main gauche au-dessus des crochets, de la main droite au-dessous de la jonction. On a tiré, dans cette direction, jusqu'à ce que la tête ait été descendue dans l'excavation. Par un mouvement de rotation de gauche à droite, on a amené l'occiput dans la courbure du sacrum, et en tirant suivant l'axe du détroit périnéal, on a relevé les manches plus tôt, parce que l'occiput était en-dessous.

13.e Observation (28 Mars 1810).

Magdeleine Bohn, âgée de vingt-huit ans, bien portante, ayant le bassin bien conformé, mais petit. Après un travail de 36 heures pour un premier enfant, la tête ne s'engageant pas dans le détroit abdominal, et la femme fatiguée par des plaintes et des cris, on procède à l'application du forceps, en introduisant la branche mâle la première, pour l'amener à la partie interne de la cavité cotiloïde gauche. Pendant qu'on introduisait la branche femelle, l'aide, qui tenait la branche mâle, la laisse glisser sous l'occiput. Alors les deux branches se trouvent en-dessous : l'accoucheur en prend une de chaque main, et en cherchant à les ramener sur les côtés de la tête, il a réduit avec la branche mâle cette quatrième position à la première ; la branche femelle, en glissant sur la face, a légèrement excorié le nez. On a suivi, pour l'extraction, les procédés indiqués à cette première position. On a eu une fille vivante.

Application du forceps sur la tête dont l'occiput se trouve dans la cinquième position, c'est-à-dire, au-dessus de la symphyse des pubis.

14.e OBSERVATION (5 Thermidor an 8).

* Madame R., rue des orfèvres, très-sensible et nerveuse, dans sa première gestation, et répugnant beaucoup à être accouchée par un homme, m'avait demandé une sage-femme, que je lui avais envoyée. Après dix-huit heures d'un travail pénible et bien soutenu, la sage-femme m'envoya chercher à sept heures du matin. La dame ne voulant pas se laisser toucher, malgré mes instances et celles de sa famille, je sors, en promettant au mari de rester chez moi pour attendre l'événement. A dix heures les contractions sont très-fortes, les douleurs insupportables et accompagnées de quelques mouvemens convulsifs. La crainte de périr la détermine à m'envoyer chercher. Je la trouve très-résignée; et le toucher me fait reconnaître la tête fortement pressée, suivant sa longueur, dans le diamètre sacro-pubien du détroit abdominal; le front un peu descendu, pressé contre l'angle sacro-vertébral, et une légère dépression des deux pièces du frontal au-dessous de la fontanelle bipariéto-frontale. Suivant toute apparence, la tête se serait enclavée, si on avait tardé à demander du secours. La tête étant dans la position la plus favorable pour l'application du forceps, j'introduisis la branche mâle à gauche, et la branche femelle à droite. J'empoignai l'instrument de la main droite au-dessus des crochets, de la main gauche au-dessous de

la jonction ; je soulevai un peu la tête pour faire passer la face sur le côté droit du sacrum et réduire à la première position. Avec deux doigts de la main gauche je fis remonter le front, je serrai ensuite la tête avec l'instrument, et je fis l'extraction d'un enfant mâle bien portant, en suivant les règles prescrites pour la première position.

Deux ans après, elle me fit appeler pendant ses secondes couches, voulant absolument être accouchée avec le forceps dès le commencement du travail. Mais, tout étant bien disposé, je laissai agir la nature; et la parturition se termina heureusement au bout de sept heures.

Application du forceps sur la tête dont l'occiput se trouve dans la septième position, c'est-à-dire, au-dessus de l'extrémité gauche du diamètre iliaque ou transverse.

15.e Observation (9 Floréal an 7).

* Madame R., artiste du théâtre français de Strasbourg, âgée de vingt-huit ans, grande, forte et d'un tempérament sanguin, avait fait des jumeaux dans sa première couche, et des trijumeaux dans celle qui avait précédé de vingt-cinq mois celle dont je rends compte. Elle me fit appeler à la fin de sa troisième gestation. Son bassin était grand et bien conformé. Le travail s'annonça à six heures du soir : à dix heures, je trouvai l'occiput à gauche et la tête du fœtus très-grosse. Pendant toute la nuit les contractions et les douleurs furent violentes ; le matin, agitation extrême et quelques

faiblesses. A dix heures du matin j'applique le forceps, et j'éprouve les plus grandes difficultés pour faire passer la branche femelle sur la face et l'amener derrière la symphyse des pubis. La branche mâle placée en-dessous, la tête est facilement saisie; mais il faut employer beaucoup de force pour diriger la face en-dessous. Des tractions soutenues sur la tête ne peuvent l'engager dans le détroit périnéal, et je suis contraint de retirer l'instrument pour laisser reposer la femme. Je procède à une seconde application du forceps : la tête s'était replacée en travers ; les mêmes difficultés se renouvellent pour ramener la face en-dessous. On me force de retirer le forceps. Une demi-heure se passe; la femme s'affaiblit, le hoquet survient. Je fais fixer la poitrine par le mari. Je secoue plusieurs fois le bassin au moyen des membres inférieurs : la face se tourne sous la symphyse, et les contractions utérines expulsent un fœtus de onze livres, bien portant, avec l'empreinte des cuillers sur les joues, sans la moindre lésion. La femme, après sa délivrance, n'a éprouvé aucun accident, et s'est rétablie promptement.

Voici les réflexions que m'a suggérées cet accouchement si difficile. Lorsque la tête est en travers, avant de la saisir avec le forceps, il faut reconnaître avec la main si la face a plus de tendance à se porter en avant qu'en arrière : on la réduit, s'il est possible, à l'une ou à l'autre de ces positions, et on se conduit comme on l'a prescrit à ces différens articles. Depuis, j'ai presque toujours réduit la septième position à la première, ou la huitième position à la troisième, en appliquant la branche inférieure la première, et portant l'occiput en devant.

Je joins à cette observation le poids et les dimensions du fœtus.

Poids du fœtus		11 livres.		
Longueur		20 pouc.	6 lign.	
Diamètre	sus-occipito-mentonnier.	5	6	
	occipito-frontal	4	7	
	pariétal	3	10	
	des épaules	5	9	

16.e Observation (26 Messidor an 7).

Anne-Marie Zeis, âgée de vingt ans, portant son premier enfant : la longueur d'un travail de soixante heures, la cessation des contractions et la faiblesse de la femme ont exigé l'emploi du forceps. Les membranes se sont rompues quatre heures avant l'accouchement : la tête dans la septième position, l'occiput à gauche. J'essayai envain de faire descendre l'occiput avec la main droite, et de réduire cette septième position à la première. La branche mâle fut introduite devant la symphyse ilio-sacrée gauche et placée sur le côté gauche de la tête, portée obliquement en devant : la branche femelle devant la symphyse ilio-sacrée droite, passée par-dessus la face, fut conduite sur le côté droit de la tête. Les branches réunies et l'instrument fermé, je le saisis de la main droite au-dessus des crochets ; l'indicateur et le doigt du milieu de la main gauche furent portés par-dessous les cuillers sur le front, pour le faire remonter : je comprimai la tête suffisamment pour l'empêcher de tourner entre les branches de l'instrument ; je tirai la tête obliquement dans l'excavation parallèlement à l'axe du détroit abdominal ; je tournai le pivot sous la symphyse des pubis, pour faire passer la face dans la courbure du sacrum; je passai deux doigts de la main gauche sous la symphyse des pubis pour faire descendre l'occiput, et en tirant suivant l'axe du détroit périnéal, je fis sortir un fœtus à terme et bien portant, sans préjudice pour lui ni pour la mère. Avant de tirer les épaules, on fut obligé de faire la section du cordon, entortillé autour du cou et trop tendu.

17.e Observation (26 Vendémiaire an 12).

Catherine Klein, âgée de 22 ans, bien portante, et à sa deuxième gestation, ressent dans la nuit les premières douleurs : à huit heures du matin, on perce les membranes, très-tendues; le cordon ombilical sort de la vulve. Deux heures après, je reconnais la septième position du fœtus; les pulsations du cordon étaient presque insensibles : j'applique la branche mâle la première; la tête, n'étant pas assez comprimée, glisse entre les serres du forceps, que j'introduis une seconde fois, et j'extrais un fœtus mort sans aucune empreinte de l'instrument : tous les moyens employés pour le rappeler à la vie ont été sans succès.

18.e Observation (Octobre 1810).

Une femme entre en travail; une hémorrhagie nécessite l'emploi du forceps. Après avoir introduit la branche mâle pour réduire à la première position, je la confie à un aide, qui la laisse glisser par-dessus l'occiput pendant que je préparais la branche femelle. Je réintroduis la main droite pour replacer la branche mâle au-dessous de l'occiput sur le côté gauche de la tête, où je la fixe avec les trois premiers doigts : les deux derniers doigts de cette même main me servent à faire passer sur la face la branche femelle, conduite de la main gauche, pour la placer sur le côté droit de la tête. Enfant mâle, vivant et à terme.

Cette observation prouve que, dans quelques circonstances, on peut éviter des douleurs à la femme, en introduisant les deux branches avec la même main, et les dirigeant avec celle qui est dans l'utérus.

Application du forceps sur la tête dont l'occiput se trouve dans la huitième position, c'est-à-dire, au-dessus de l'extrémité droite du diamètre iliaque ou transverse.

19.e OBSERVATION (8 Prairial an 11).

Marguerite Gehrhard, âgée de vingt ans, d'une forte constitution, d'un tempérament sanguin, entra en travail le 8 au matin. Contractions faibles, rares; peu de dilatation, grand mal de tête : une forte saignée du bras. Les eaux s'écoulent naturellement vers neuf heures. L'occiput se trouve sur l'extrémité droite du diamètre transverse. A deux heures après midi la tête est encore mobile au-dessus du détroit abdominal : un fort accès d'épilepsie, un second une demi-heure après, un troisième vers trois heures. La tête n'avançant pas, j'applique le forceps dans un moment de faiblesse après le troisième accès. En introduisant la branche mâle la première à gauche pour l'amener, suivant le précepte du professeur Baudelocque, sous la symphyse des pubis, la face a glissé facilement en devant, en sorte que cette huitième position s'est trouvée réduite à la deuxième, et la face dirigée à gauche et en devant. Le souvenir de la quinzième observation, dont Madame R. est le sujet, me fait appliquer la branche femelle sous l'occiput en arrière et à droite; je la ramène sur le côté gauche de la face, vers laquelle sont dirigées les petites courbures de l'instrument; je tourne l'occiput dans la courbure du sacrum, et je suis obligé de comprimer et de faire de fortes tractions pour extraire, par un bassin bien conformé, un enfant vivant, pesant sept livres et un quart, ayant la tête très-volumineuse, et l'ossification tellement avancée que la grande fontanelle était presque effacée.

Diamètres de la tête revenue à son état naturel.

Sus-occipito-mentonnier.	5 pouc.	7 lign.
Occipito-frontal	4	9
Pariétal.	3	9
Auriculaire	3	

20.e Observation (29 Prairial an 11).

La nommée Pâris, âgée de vingt-deux ans, et à la fin de sa première gestation, entra à la clinique, étant déjà en travail et ayant perdu un peu d'eau. Tout se passa très-lentement jusqu'au lendemain 30; en introduisant la main pour reconnaître la huitième position, je fis sortir une eau bourbeuse et du méconium. La crainte de laisser périr le fœtus, si toutefois il vivait encore, me fit appliquer le forceps, la branche femelle la première en-dessous et à droite, pour porter l'occiput obliquement en devant, et réduire à la troisième position. Je tirai facilement un enfant vivant et fort. Le volume du ventre et le défaut de resserrement de l'utérus, me firent soupçonner un second fœtus. Le toucher, pendant lequel la seconde poche se rompit, me fit reconnaître un deuxième fœtus dans la troisième position : les contractions se succèdent, et une demi-heure après on voit sortir naturellement un second garçon bien portant.

Une hémorrhagie par le premier cordon en nécessita la ligature. Le placenta ovalaire avait un cordon à chaque extrémité ; la cloison des membranes était au centre.

Application du forceps au-dessus du détroit périnéal, la tête venant la première.

J'ai déjà fait observer, dans le cours de ce Mémoire, que le nombre et l'ordre des positions que la tête affectait dans l'excavation et au-dessus du détroit périnéal, étaient les mêmes qu'au-dessus du détroit abdominal, soit que la tête vînt la première ou qu'elle fût précédée de la sortie du tronc.

Application du forceps sur la tête dont l'occiput se trouve dans la première position, c'est-à-dire, à la partie interne du trou sous-pubien gauche.

21.e Observation (29 Pluviôse an 7).

Catherine Wendling, âgée de trente-deux ans, d'un tempérament bilieux et très-irritable, entrée à la clinique le 7 Pluviôse, vers la fin de sa première gestation, pendant laquelle elle avait été tourmentée par des coliques. Un mois avant son entrée elle avait fait une chute sur l'hypocondre gauche, où elle éprouvait de la douleur. Cette femme, bossue, petite, élevée, avait le bassin très-étroit inférieurement. Tout annonçait un accouchement fâcheux, et, comme on se disposait à la purger pour la préparer à ses couches, dont les suites semblaient devoir être funestes, les douleurs de l'enfantement se firent sentir le 28 au soir. Elles se prolongèrent jusque vers les neuf à dix heures du matin 29; devenant alors plus aiguës, les membranes se rompent, l'eau s'écoule en petite quantité, et la tête descend dans l'excavation. Les contractions les plus vives, souvent répétées, ne peuvent lui faire franchir le détroit périnéal; la première position du détroit abdominal reste la même au détroit périnéal. Elle sollicitait avec instance sa prompte délivrance : je lui proposai le forceps, qu'elle accepta.

La branche femelle fut appliquée la première en arrière et à droite, sans qu'elle s'en aperçût; mais la vue de la branche mâle portée à gauche dont le crochet dépassait un peu son genou, lui causa de la frayeur et de légers mouvemens convulsifs. J'amenai l'occiput derrière et sous la symphyse des pubis, et j'exerçai une compression assez forte pour extraire un fœtus à terme, mais faible et sans la moindre lésion.

Une hémorrhagie foudroyante suivit la sortie du placenta : quelques titillations avec la main dans l'intérieur de l'utérus la firent cesser. Le soir un frisson fut le début d'une fièvre gastrique vermineuse, qui devint bientôt puerpérale, et dont la malade mourut le 9 Germinal, après avoir rendu plusieurs aunes de tænia. Cette observation intéressante trouvera place ailleurs.

Après l'ouverture du cadavre, j'ai fait préparer le bassin, qui, après avoir été décharné, offrait les dimensions suivantes :

Diamètre sacro-pubien.	4 pouc.	6 lign.
ilio-sacro-cotiloïdien	4	6
iliaque	4	3
cocci-pubien	3	9
sciatique	3	3

Les fosses iliaques, très-aplaties, étaient presque horizontales.

22.e Observation (26 Thermidor an 9).

Françoise Kopka, âgée de trente ans, à la fin du huitième mois de sa première gestation, avait été saignée, dans le premier mois, pour un point de côté avec difficulté de respirer. Depuis le troisième mois elle était sujette à des vomissemens qui revenaient tous les deuxième ou troisième jours, par erreur de régime : elle éprouvait, par intervalles, des hémorrhagies nasales, surtout vers la fin de la gestation.

Cette femme, d'une faible constitution, impatiente et sujette à la colère, était haute de trois pieds dix pouces, extrêmement maigre, portait un goître très-volumineux et dur : elle était bossue, aux dépens des vertèbres dorsales, déjetées à droite et fort en arrière : le flanc gauche très-déprimé, la hanche gauche basse, et les côtes vertébrales gauches appuyées sur cette hanche. L'étroitesse du périnée porta à mesurer le bassin avec le compas d'épaisseur, et l'on trouva,

Entre les deux épines supérieures et antérieures des os ilium pris extérieurement	8 pouc.	9 lign.
De la première apophyse épineuse du sacrum à la partie antérieure et supérieure de la symphyse des pubis .	6	3

De la dernière apophyse épineuse lombaire à la symphyse des pubis . . .	7 pouc.	lign.
Du milieu du sacrum au milieu de la symphyse.	5	6

La base du sacrum légèrement inclinée à gauche, une ligne horizontale, tirée du bord supérieur de la symphyse, la femme étant debout, passait à demi-pouce au-dessous de la pointe du coccix.

Dans la nuit du 25 au 26, le travail commence : à huit heures du matin, les membranes se rompent; les eaux s'écoulent en petite quantité : à midi, le toucher fait reconnaître l'occiput au-dessus de la symphyse ilio-sacrée gauche ; quatrième position. A deux heures et demie, la tête, en descendant dans l'excavation, se tourne de manière que la face répond à la symphyse ilio-sacrée droite, ce qui constitue la première position au-dessus du périnée. La femme s'affaiblit; les contractions deviennent plus rares et plus lentes ; la tête est hors de l'utérus. J'applique la branche mâle en-dessous et à gauche, la branche femelle à droite et en devant. Je tourne l'occiput sous la symphyse des pubis, et je tire un enfant vivant, pesant cinq livres et dix onces.

La femme, atteinte d'une fièvre gastrique pituiteuse puerpérale, meurt le 2 Vendémiaire an 10, le matin à onze heures.

Diamètres du bassin préparé.

Sacro-pubien	4 pouc.	4 lign.
Ilio-sacro-cotiloïdien	4	6
Iliaque	5	
Sciatique.	3	9
Cocci-pubien	3	

23.e Observation (10 Floréal an 11).

Marguerite Schludine, âgée de vingt-huit ans, forte et bilieuse : premier enfant. Le travail commence le 9 au matin. Les membranes se rompent aussitôt, et les eaux s'écoulent. Le travail est lent et fatigant pendant toute la journée, et la nuit suivante. Le 10, les contractions sont plus fortes, plus rapprochées; la dilatation de l'orifice fait des progrès. A sept heures du soir, la tête est dans l'excavation, encore renfermée dans l'utérus. La femme, affaiblie par des douleurs de reins et inquiète, demande le forceps. Je l'applique à neuf heures, et en voulant tourner la face dans la courbure du sacrum, la tête n'étant pas assez serrée, le forceps glisse, la branche femelle passe sur le front, l'œil droit dans la fenêtre : légère ecchymose sur le front : la tête extraite sans difficulté. La mère et l'enfant bien portans.

Application du forceps sur la tête dont l'occiput se trouve dans la cinquième position, c'est-à-dire, à la partie interne de la symphyse des pubis.

24.e Observation (25 Vendémiaire an 8).

Élisabeth Bender, âgée de vingt-un ans : premier enfant. Elle entre à la clinique, attaquée de syphilis : des poireaux très-nombreux rétrécissent l'entrée de la vulve, dont les bords sont enflammés ; le diamètre sciatique un peu serré. Après trente heures d'un travail difficile et douloureux, la tête séjournant dans l'excavation, on applique le forceps. Cette position étant la plus favorable pour son application, on introduit la branche mâle à gauche, et la branche femelle à droite. La tête était hors de l'utérus. Malgré toutes les précautions prises pour soutenir le périnée, il fut déchiré dans la moitié de sa largeur, ce qu'on a cru devoir attribuer à la tension inflammatoire des parties externes. Enfant vivant, sans la moindre lésion.

25.e OBSERVATION (27 Avril 1806).

Marie Thüsch, âgée de vingt ans : premier enfant. En travail le 26 à onze heures du soir : première position au-dessus du détroit abdominal. Le 27, à dix heures du matin, la tête descend dans l'excavation. A trois heures après midi l'occiput était encore arrêté derrière la symphyse. Je fais appliquer le forceps par un de mes aides, qui extrait un enfant femelle vivant et fort, sans accidens pour lui ni pour la mère.

On n'a pas fait la section du cordon, qui était autour du cou.

26.e OBSERVATION (11 Septembre 1806).

Anne-Marie Oster, âgée de vingt-cinq ans, portant son premier enfant, entre en travail le 10 Septembre, à trois heures du matin. Les membranes se rompent, et les eaux s'écoulent à onze heures du soir. La tête, dans la première position au-dessus du détroit abdominal, descend dans l'excavation à quatre heures du matin. L'occiput passe derrière la symphyse des pubis, et, malgré de fortes contractions, y séjourne jusqu'à dix heures. La femme, mesurée avec le compas d'épaisseur, ne présente, déduction faite de trois pouces pour l'épaisseur de l'angle sacro-vertébral et celle de la symphyse des pubis, que trois pouces 7 lignes de diamètre sacro-pubien, et le même degré d'étroitesse au diamètre sciatique. Le fœtus est agité de convulsions ; la tête est saisie transversalement avec le forceps, et on extrait un enfant femelle à terme, mort pendant la fin du travail, avant l'application du forceps. La mère s'est rétablie.

Application du forceps sur la tête, quand le tronc est sorti.

Application du forceps après la sortie du tronc, la tête étant dans la première position au-dessus du détroit abdominal, c'est-à-dire, l'occiput au-dessus de la partie interne de la cavité cotiloïde gauche.

27.e Observation (22 Février 1811).

Barbe Heitz, âgée de vingt-quatre ans, jouissant d'une bonne santé et portant son premier enfant, depuis vingt-quatre heures en travail, était tourmentée par de vives douleurs, et demandait à grands cris qu'on la délivrât. La tête était encore dans la première position au-dessus du détroit abdominal, après la rupture des membranes et l'évacuation des eaux. N'ayant pas le forceps sous la main, et les proportions entre le fœtus et le bassin me paraissant promettre un accouchement heureux, en faisant une version par les fesses, j'introduis la main gauche entre l'utérus et la joue gauche du fœtus ; en suivant le plan latéral gauche, je ramène le bras gauche sur la poitrine, et, arrivé aux fesses, je ne puis saisir que le pied gauche. En tirant ce pied, le fœtus se courbe sur le côté gauche, et, au lieu de réduire à la seconde position par les fesses, comme cela arrive ordinairement, le tronc du fœtus tourne sur lui-même, et lorsque les fesses sont amenées au-dessus du détroit abdominal, le fœtus se trouve encore dans la première position par les fesses. En tirant sur le pied gauche seul, je fais descendre le tronc jusqu'aux épaules; je tire le bras droit qui était en-dessous le premier, puis le bras gauche : mais la tête reste arrêtée au-dessus du détroit abdominal, l'occiput au-dessus de la partie interne de la cavité cotiloïde gauche. Après quelques tractions sur le cou, le menton s'est engagé. Deux doigts de la main gauche, introduits dans la bouche, n'ont pu faire descendre la tête; et les convulsions du fœtus m'ont déterminé à appliquer le forceps, dont la branche femelle a été introduite la première à droite par-dessous la poitrine du fœtus, et poussée en devant, la branche mâle à gauche et en arrière: le tronc du fœtus confié à un aide, j'ai extrait un enfant mâle et à terme, mort pendant l'introduction des branches de l'instrument.

Application du forceps, l'occiput étant dans l'excavation derrière la symphyse des pubis.

28.e Observation (9 Mars 1811).

Françoise-Caroline Brissard, âgée de vingt-un ans, bien portante, et à sa première gestation. Le fœtus est en travers sur le ventre, ayant la tête à gauche et les fesses à droite : les pieds, les mains et le cordon se présentaient au travers des membranes, que j'ai déchirées avec la pince à anneau, instrument que je préfère à tout autre pour cette opération. J'essaie en vain de faire remonter les fesses, en soulevant les aines avec les deux doigts de la main gauche, pour faire la version par la tête, en réduisant à la première position. Je suis obligé de faire la version par les fesses, au moyen des pieds, que je saisis de la main gauche, et je fais descendre la tête dans l'excavation : après avoir dirigé la face dans la courbure du sacrum, j'éprouve tant de difficultés pour la dégager complétement, que les convulsions du fœtus me décident à appliquer promptement le forceps, en introduisant la branche mâle la première à gauche par-dessous le fœtus, soutenu par un aide sous la symphyse des pubis, et la branche femelle à droite. J'ai extrait facilement la tête, et le fœtus, qui était déjà sans mouvement, a été rappelé à la vie.

29.e Observation.[1]

Anne-Marie Dresch, âgée de trente ans, d'une petite taille, bien conformée, fut reçue à l'hôpital civil le 16 Janvier 1811, dans le septième mois de sa seconde grossesse.

Cette femme avait déjà été accouchée la première fois par le moyen du forceps. Devenue enceinte deux ans après ce premier accouchement, le col de la matrice offrait une conformation toute particulière : ses deux lèvres étaient divisées, par de profondes échancrures, en plusieurs lambeaux,

---

1 Cette observation m'a été communiquée par M. le docteur Lobstein, chef des travaux anatomiques de la Faculté de médecine.

au centre desquels on rencontrait, au lieu d'un orifice, une bride transversale ayant l'apparence d'une cicatrice. Le plus considérable de ces lambeaux se trouvait placé derrière la vessie urinaire, et était long de quatre lignes environ.

Pendant les trois mois qui précédèrent l'accouchement, les choses restèrent à peu près dans le même état, à l'exception que les lambeaux se ramollissaient davantage, et qu'il était plus facile de toucher la tête du fœtus à travers la paroi de la matrice.

Les premières douleurs commencèrent le 25 Avril, mais ne produisirent aucun changement sur le col. J'espérais que l'orifice utérin deviendrait perceptible, et qu'il s'ouvrirait par la suite du travail; et j'étais d'autant plus fondé à le croire, qu'il sortait du vagin une liqueur semblable aux eaux de l'amnios qu'on aurait teintes de méconium. Cependant toute la journée du 26 se passa sans qu'il parût aucun orifice, quoique les douleurs fussent fortes et continues, et que la tête du fœtus se fût engagée tant soit peu dans le détroit, et eût abaissé la portion du corps de la matrice qui lui correspondait.

Croyant m'être trompé dans la recherche de l'orifice utérin, je portai ma main tout entière dans le vagin et jusqu'au cul-de-sac que forme ce canal postérieurement; mais je ne le découvris nulle part.

Il y avait plus de quarante-huit heures que la femme était en travail; les forces commençant à s'épuiser, il était instant de prendre un parti définitif. J'appelai en consultation MM. Flamant et Cailliot. Ces professeurs, après avoir scrupuleusement examiné l'état des parties, constatèrent l'absence de l'orifice utérin, et reconnurent avec moi la nécessité de l'hystérotomie vaginale, comme le seul moyen indiqué en pareille circonstance.

Cette opération fut pratiquée le 27 Avril, cinquante-six heures après le commencement du travail. Les parties se trouvaient alors dans l'état suivant : les parois du vagin étaient un peu tuméfiées et chaudes ; à l'extrémité supérieure de ce canal, on rencontrait la tête du fœtus, poussant devant elle une portion de la paroi antérieure de la matrice ; derrière cette tumeur formée par la tête, et vers l'angle sacro-vertébral, étaient placés les lambeaux, que nous prîmes pour les débris du col, et dans leur centre la bride transversale, que nous jugeâmes toujours être l'orifice utérin oblitéré.

Avec une nouvelle espèce de bistouri caché, et dont l'invention est due à M. Flamant, je pratiquai une incision longue d'environ deux pouces et demi dans la direction du diamètre sacro-pubien, en commençant cette incision de la bride transversale, et la conduisant sur la convexité formée par la tête. Avec un autre bistouri à tranchant, concave et boutonné, je fis deux autres incisions latérales, d'où il résulta, par conséquent, une plaie cruciale, et quatre lambeaux. Ces incisions, qui occasionèrent une très-légère hémorrhagie, ayant découvert la tête du fœtus dans une étendue assez considérable pour permettre l'application du forceps, je me déterminai sur-le-champ à l'emploi de cet instrument, avec d'autant plus de raison, que les contractions avaient déjà cessé depuis plusieurs heures.

L'application des branches du forceps n'offrit aucune difficulté, quoique la partie la plus large de la tête fût encore au-dessus du détroit supérieur ;

mais l'extraction de cette tête avait été pénible, et n'avait pu être effectuée que par les forces réunies de deux personnes tirant à la fois, et en même temps, sur les crochets de l'instrument.

L'enfant, qui était une fille, fut amené mort. Il avait reçu une petite entaille dans les tégumens de la tête, lors de la première incision pratiquée sur le corps de la matrice. Son volume, son poids et ses dimensions étaient ceux d'un enfant parfaitement à terme.

La mère eut une couche extrêmement heureuse. Les lochies coulèrent pendant cinq jours. La révolution laiteuse se fit sans aucune fièvre; une légère diarrhée qui survint, me dispensa de l'usage des antilaiteux. La douleur du bas-ventre n'était pas différente de celle que traînent à leur suite les accouchemens les plus naturels; en un mot, l'accouchée n'eut pas besoin de prendre pendant tout ce temps un seul grain de médicament.

En visitant les parties quinze jours après l'accouchement, je trouvai que les quatre lambeaux avaient disparu, que les bords de la plaie étaient arrondis, qu'il en était résulté un orifice circulaire, mais qui était largement ouvert, au point que la matrice et le vagin ne formaient pour ainsi dire qu'une seule et même cavité.

Huit jours plus tard, les choses étaient bien changées. Le nouvel orifice utérin s'était tellement rétréci, qu'on aurait eu de la peine à y introduire une plume à écrire. Cependant, voulant prévenir une nouvelle occlusion de cet orifice, j'y plaçai une sonde à femme, que je poussai jusqu'au fond de la matrice; mais cet instrument devint si incommode à l'accouchée, et occasiona des douleurs si vives, qu'il me fallut le retirer au bout de six jours.

Quoique, d'après un dernier examen, le nouvel orifice de la matrice me paraisse s'être encore une fois refermé, et que le lieu où il existait ne soit marqué que par un petit enfoncement entouré de quelques mamelons assez durs, la femme a eu néanmoins, pour la première fois, ses règles, le 20 Juin dernier; ce qui me fait croire que le sang menstruel passe par des orifices si étroits que le doigt ne saurait les découvrir.

30.e Observation.

Élisabeth Georges, âgée de 19 ans, d'une bonne constitution, portant son premier enfant, est entrée à la clinique le 20 Avril 1816. On s'est convaincu par les différens touchers que tout était bien conformé chez elle, et que le fœtus présentait la tête dans la première position. Pendant la matinée du 12 Juin, les premières contractions se firent sentir; les membranes se rompirent bientôt près du bord de l'orifice utérin ; l'eau s'écoula lentement et en petite quantité, parce que l'ouverture des membranes, qui était étroite, fut recouverte deux fois par l'utérus ; et deux fois il s'est formé une nouvelle poche. Les contractions et les douleurs ont continué pendant tout le jour et toute la nuit. Le lendemain, 13, elles avaient augmenté d'intensité, et la tête se trouvait fixée dans la première position, au-dessus du détroit abdominal, sans pouvoir le franchir. A cinq heures du soir, les choses étaient encore dans le même état, et les douleurs devenaient insupportables, ce qui me détermina à appliquer le forceps, après un travail de quarante heures.

En introduisant la main droite dans l'utérus, la

tête a remonté facilement au-dessus du détroit abdominal. J'ai conduit la branche mâle du forceps avec la main gauche entre la tête du fœtus et la paume de ma main droite, qui tenait la cuiller fixée sur le côté gauche de la tête, et j'ai confié le crochet à un aide. J'ai prevenu ensuite les étudians mâles et femelles, au nombre de quarante environ, que j'allais introduire les deux branches avec la même main. Je voulais fixer leur attention sur ce procédé nouveau, que je n'avais vu ni décrit, ni même proposé nulle part. A cet effet, j'ai dépassé en-dessous le bord convexe de la cuiller de la branche mâle avec le petit doigt et l'indicateur de la main droite, qui m'ont servi à pousser entre l'angle sacro-vertébral et la face du fœtus la branche femelle, que j'ai introduite avec la main gauche, et que j'ai fait passer entre la tête et l'utérus, jusqu'à la partie interne de la cavité cotiloïde droite, où elle s'est trouvée placée parallèlement à la branche mâle. Saisissant alors une branche de chaque main près du crochet, je les ai rapprochées et croisées avec la plus grande facilité. L'instrument fermé, et les manches enveloppés avec une serviette, je l'ai empoigné avec la main droite au-dessus des crochets ; deux doigts de la main gauche, placée au-dessus de la jonction, ont reconnu la bonne disposition de la tête entre les branches de l'instrument. Je n'ai serré que suffisamment pour l'empêcher de glisser, puisque je n'avais besoin que d'un extracteur. J'ai tiré dans la direction de l'axe du détroit abdominal, pour faire descendre la tête dans l'excavation ; j'ai tourné le pivot en-dessus, pour placer la face dans la courbure du sacrum ; et lorsque l'occiput a paru sous la symphyse des pubis, j'ai tiré suivant l'axe du détroit périnéal, pour faire sortir la tête. Les mouvemens ont été combinés et exécutés avec une telle promptitude que l'œil avait de la peine à les suivre.

On a obtenu un enfant mâle, vivant, et bien portant, ainsi que la mère, sans la moindre excoriation.

Poids de l'enfant	5	livres.
Longueur	19	pouces.
Diamètre des épaules	$4\frac{1}{2}$	
antéro-postérieur de la poitrine.	$3\frac{1}{4}$	
des hanches	$3\frac{1}{2}$	

L'ossification de la tête était fort avancée.

Diamètre occipito-frontal	$4\frac{1}{4}$
sus-occipito-mentonnier . . .	5
pariétal	$3\frac{1}{2}$
auriculaire	3

Le placenta orbiculaire avait 7 pouces de diamètre, et était adhérent au fond de l'utérus.

Les membranes étaient fort épaisses.

31.e Observation.

Adèle Schwartz, âgée de dix-huit ans, d'une constitution faible, d'un tempérament lymphatique et nerveux, et à sa première gestation, est entrée à la clinique d'accouchemens au commencement de Mars 1816. Petite et mal tournée, elle fit soupçonner que son bassin participait de sa mauvaise conformation. Au premier examen, on trouva un enfoncement considérable de la partie inférieure de la colonne lombaire. Le bassin était aplati d'avant en arrière : son entrée était très-inclinée en devant, l'arcade des pubis resserrée, et leur symphyse presque horizontale.

Le bassin, mesuré avec le compas d'épaisseur, présenta les dimensions suivantes :

Diamètre sacro-pubien . . . . $6\frac{1}{4}$ pouces.
des épines antérieures et supérieures $9\frac{3}{4}$
du milieu des hanches. . . . . . . $10\frac{1}{4}$

Le doigt indicateur, introduit dans le vagin, ne put toucher l'angle sacro-vertébral; et le diamètre cocci-pubien parut avoir environ trois pouces.

Le 12 Juin, au soir, elle commença à ressentir quelques légères douleurs dans les reins et la partie inférieure du ventre : les contractions, faibles et rares, n'étaient que préparantes.

Le 13, au matin, elles furent expulsives. A huit heures, la dilatation de l'orifice égalait une pièce de dix sous. Pendant la journée les contractions furent plus fortes, plus rapprochées, plus soutenues; et, à dix heures du soir, la dilatation de l'orifice n'excédait pas une pièce de trente sous. J'ai introduit la main dans le vagin, afin de dilater davantage l'orifice avec deux doigts; mais son bord, dur et tendu, résistait assez pour faire remettre au lendemain l'application du forceps, que j'avais jugée nécessaire d'après l'étroitesse du bassin, le volume et la solidité de la tête, qui était dans la position suivante. Le diamètre occipito-frontal était parallèle au diamètre iliaque ou transverse du bassin, sur l'extrémité gauche duquel était appliqué l'occiput ; les eaux de l'amnios s'étaient écoulées pendant la journée par une rupture spontanée des membranes, avant que la tête fût serrée dans le détroit abdominal.

Le 14 Juin, à six heures du matin, elle avait été tourmentée pendant la nuit par des douleurs violentes; elle était fatiguée par la longueur d'un travail de trente-six heures, et elle réclamait sa délivrance. J'ai eu quelque peine à introduire la main droite dans l'utérus : en la faisant glisser devant la symphyse ilio-sacrée gauche, j'ai conduit la branche mâle du forceps avec là main gauche dans la paume de la main droite, avec laquelle je l'ai appliquée sur le côté gauche de la tête du fœtus. En retirant la main droite, j'ai donné le manche à tenir à un aide. L'étroitesse du bassin et la saillie de l'angle sacro-vertébral m'ayant empêché de porter la main gauche au-dessus du détroit abdominal, avec le bout de deux doigts de cette main, placés entre la tête et l'utérus, j'ai dirigé la branche femelle, conduite de la main droite : mais, quand la cuiller a eu dépassé le détroit abdominal, il m'a été impossible de la faire passer par-dessus la face, même en pressant fortement sur le bord convexe de la cuiller; les deux branches sont restées en-dessous, une de chaque côté de l'angle sacro-vertébral, et la tête, que j'avais réduite à la première position, s'était replacée transversalement. Plusieurs tentatives ont été inutiles pour ramener la branche femelle à la partie interne de la cavité cotiloïde droite. Alors je me suis décidé à la faire passer de force, parce qu'il n'y avait plus de ménagement à garder pour le fœtus, dont la mort était annoncée par la cessation de ses mouvemens depuis le commencement du travail, par la flaccidité des tégumens et par la sortie du méconium depuis la veille. J'ai saisi avec la main droite le crochet de la branche mâle, avec laquelle j'ai fixé la tête au-dessus du pubis gauche ; avec la main gauche j'ai fait passer la branche femelle par-dessus la face, jusque sur le côté droit de la tête. Mais les difficultés que j'ai éprouvées à disposer parallèlement les deux branches, à les croiser et à fermer l'instrument, m'ont fait annoncer aux assistans que la tête n'était pas prise exactement par son diamètre pariétal. Cependant, la mort du fœtus me permettant de la comprimer fortement, je l'ai tirée avec force et à plusieurs reprises, sans pouvoir la faire descendre d'une ligne. Je songeais déjà à la perforation du crâne, lorsque je me suis avisé de retirer la branche femelle, pour l'introduire de nouveau. Cette fois elle a glissé facilement, et les deux protubérances pariétales se sont trouvées dans les fenêtres des cuillers. L'instrument fermé et les manches enveloppés avec une serviette, il a fallu joindre les forces d'un aide aux miennes, pour opérer l'extraction d'un fœtus tiré obliquement du détroit abdominal dans l'excavation : l'occiput a été ramené derrière la symphyse des pubis; et, après la sortie de la tête, la face s'est dirigée vers la partie interne de la cuisse droite de la femme. Le cordon ombilical entourait deux fois le cou du fœtus; et on a vu sortir aussitôt de dessous la symphyse des pubis la main et l'avant-bras gauche, qui paraissaient avoir enveloppé le cou pendant les derniers temps de la gestation. Le reste du tronc est sorti facilement.

Le fœtus mâle, à terme, et mort depuis quelques jours, a présenté une excoriation sur le petit angle de l'œil gauche.

Poids	. . . .	$7\frac{1}{4}$	livres.
Longueur totale	. . . .	19	pouces.
du cordon	. . . .	2	pieds.
Diamètre sus-occipito-mentonnier	. . .	$5\frac{1}{4}$	pouces.
occipito-frontal	. . . .	$4\frac{1}{2}$	
pariétal	. . . .	4	
auriculaire	. . . .	3	

Diamètre des épaules	. . . .	$5\frac{1}{2}$ pouces.
dorso-sternal	. . . .	$3\frac{1}{2}$
des hanches	. . . .	$3\frac{1}{4}$

Le périnée a été déchiré dans un tiers de son étendue.

A l'ouverture du cadavre du fœtus, on a trouvé l'ossification très-avancée et la fontanelle bipariéto-frontale presque effacée. Les alvéoles des deux mâchoires renfermaient quatorze dents déjà bien développées, et qu'on pouvait compter en dehors au travers de l'épaisseur des gencives.

La femme s'est rétablie promptement, et est sortie, au bout d'un mois, en parfaite santé.

J'aurais pu augmenter beaucoup le nombre des observations; mais mon intention était de faire imprimer ce Mémoire sans la moindre altération et tel qu'il avait été présenté à l'Institut. J'ai cru cependant devoir ajouter aux vingt-neuf observations précédentes les deux dernières. L'intérêt qu'elles offrent, justifiera cette addition; et, comme elles viennent d'être faites sous les yeux de beaucoup d'étudians et de chirurgiens militaires, elles se graveront mieux dans leur mémoire, et elles mettront dans tout leur jour les grands avantages qu'on peut tirer de cet instrument, lorsque la réflexion vient en éclairer l'emploi.

En effet, l'observation d'Élisabeth Georges prouve la possibilité, et même la facilité, d'introduire les deux branches du forceps avec la même main, et de les diriger convenablement avec la main qui est entre l'utérus et la tête du fœtus; ce qui avait déjà été exécuté dans la dix-huitième observation. D'après ces deux faits, on peut donc conseiller ce procédé dans les cas ordinaires, afin de rendre l'opération plus prompte, et d'éviter à la femme les douleurs causées par l'introduction d'une autre main.

Quant à la dernière observation, elle met en évidence l'innocuité du forceps ; et si, pour la seconde fois seulement, on a vu à la clinique une légère excoriation au petit angle de l'œil gauche, qu'on se rappelle que j'ai prévenu, pendant l'opération, que la difficulté de fermer l'instrument dépendait de ce que la tête n'était pas bien saisie par son diamètre pariétal, et que la mort assurée du fœtus pouvait seule faire excuser mes efforts dirigés dans l'intention d'amener la branche femelle à la partie interne de la cavité cotiloïde droite. Pendant ces efforts, la branche mâle, qui était en-dessous, a un peu glissé, et a produit cette légère blessure. Après la sortie de la tête, je l'ai fait voir entre les branches de l'instrument, qui ne touchait plus à l'excoriation, afin de convaincre tous les assistans qu'elle n'avait été produite que pendant la première application.

Cette observation est très-propre à faire apprécier ce qu'on peut attendre de cet instrument dans les cas difficiles : car ici il s'agissait de tirer, au travers d'un bassin petit dans toutes ses dimensions, et dont le diamètre sacro-pubien n'avait que trois pouces un quart d'étendue, diminué encore par l'épaisseur de l'utérus, de la vessie et des parties molles qui tapissent l'angle sacro-vertébral et la face interne de la symphyse des pubis; de tirer, dis-je, une tête fort grosse, et dont l'ossification était très-avancée. On concevra sans peine que je n'aurais pas réussi, si je ne m'étais efforcé de placer la tête obliquement au-dessus du détroit abdominal, et de lui faire décrire, pendant l'extraction, tous les mouvemens propres à ramener les grands diamètres de la tête dans la direction des grands diamètres du bassin.

L'inspection scrupuleuse de la tête après l'extraction, a démontré que, malgré tous ces obstacles, on aurait eu l'enfant vivant, s'il n'était pas mort plusieurs heures avant l'opération.

Ce Mémoire, dans lequel j'insiste autant sur la rigoureuse observation des règles d'application, n'est fait que pour les jeunes accoucheurs, à qui l'on doit prescrire une marche à suivre invariablement, jusqu'à ce qu'une saine et longue pratique ait développé et consolidé en eux ce génie qui caractérise les vieux praticiens, et dont les ressources sont si promptes et si étonnantes dans les cas difficiles.

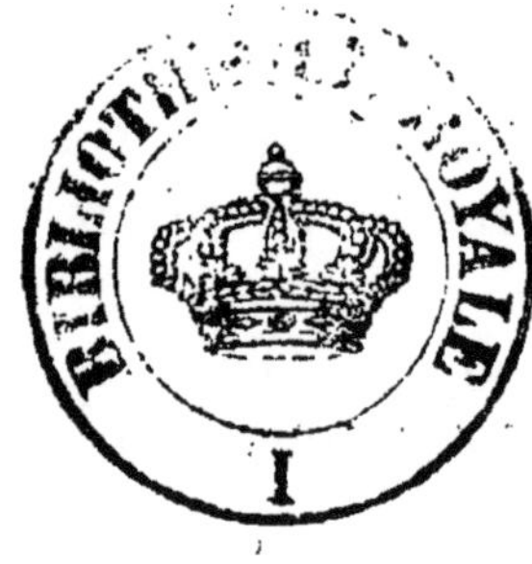

FIN.

TABLE.

Forceps. Pl.1.

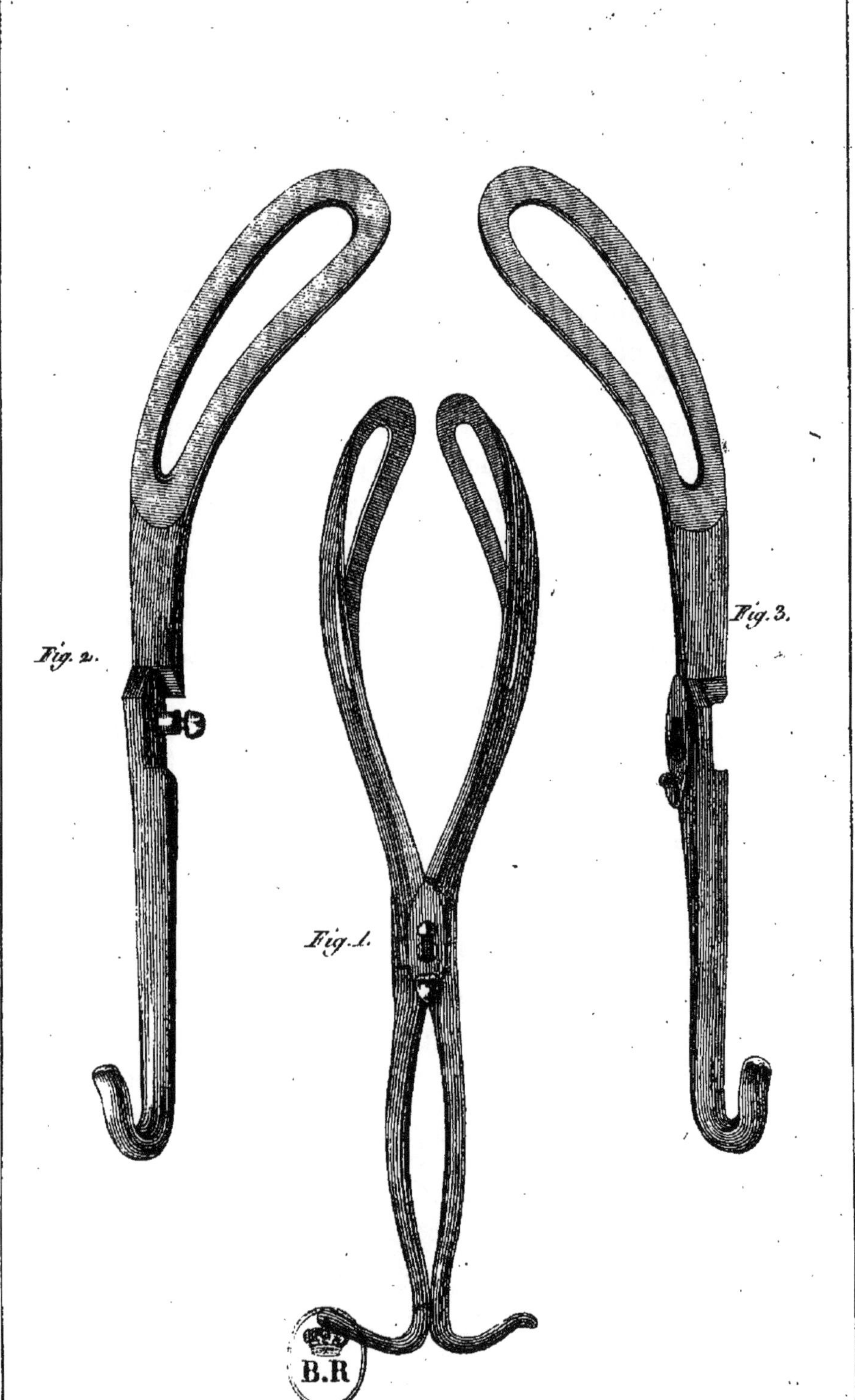

www.ingramcontent.com/pod-product-compliance
Ingram Content Group UK Ltd.
Pitfield, Milton Keynes, MK11 3LW, UK
UKHW022112190726
13855UKWH00002B/807

9 782013 465595